戴丽三医疗经验选

戴丽三 著

严继林　严　园　李　垚
杨绍丽　聂　坚　李佳锦　整理

全国百佳图书出版单位
中国中医药出版社
·北 京·

图书在版编目（CIP）数据

戴丽三医疗经验选／戴丽三著；严继林等整理．
北京：中国中医药出版社，2024.11
ISBN 978 - 7 - 5132 - 8887 - 3

Ⅰ. R249.7；R222.29

中国国家版本馆 CIP 数据核字第 20240VN721 号

中国中医药出版社出版

北京经济技术开发区科创十三街 31 号院二区 8 号楼
邮政编码　100176
传真　010 - 64405721
北京盛通印刷股份有限公司印刷
各地新华书店经销

开本 710×1000　1/16　印张 14.75　彩插 0.75　字数 152 千字
2024 年 11 月第 1 版　2024 年 11 月第 1 次印刷
书号　ISBN 978 - 7 - 5132 - 8887 - 3

定价　88.00 元
网址　www.cptcm.com

服 务 热 线　010 - 64405510
购 书 热 线　010 - 89535836
维 权 打 假　010 - 64405753

微信服务号　zgzyycbs
微商城网址　https：//kdt. im/LIdUGr
官 方 微 博　http：//e. weibo. com/cptcm
天猫旗舰店网址　https：//zgzyycbs. tmall. com

如有印装质量问题请与本社出版部调换（010 - 64405510）

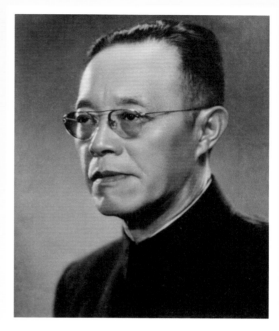

著名醫家戴麗三

戴丽三生平

戴丽三（1900–1968），字曦，号馀生，出生于云南省昆明市的一个中医家庭，他的父亲是清朝光绪年间云南名医戴显臣。光绪二十四年（1898），热爱岐黄之术、自学成才的戴显臣在昆明正义路设"万华堂"医馆，开始了悬壶济世的生涯，他钻研经典，虚心好学，在疑难病的救治方面颇有建树。《昆明市志》（1999年云南人民出版社出版）中记载："到了清朝，昆明地区的中医已经分科较细……其中有擅长治疗内科疑难症的戴显臣。"

1900年冬月戴丽三出生，戴显臣对这个天资聪颖的长子寄予厚望。戴丽三的青少年时期，也是中国新旧文化交织、碰撞的时期。他获得的教育，完整而全面、传统又现代：从幼时对中医启蒙典籍的背诵，到专习四书五经的私塾教育，再到完整的新式小学教育，直到从云南省立中学（现昆明市第一中学）高中毕业——这种学习经历不仅为戴丽三打下了深厚的国学基础，也培养了他开放包容的思想意识，使他更易于接受新事物、新思潮，这对他人生道路的选择、治学思想的形成都产生了重要的影响。

在日常学习之余，戴丽三侍诊在父亲左右，从小的耳濡目染，让他对中医学产生了浓厚的兴趣，19岁开始小试牛刀就初见成效。但面对当时军阀割据民生艰困的局面，一腔热血的他投笔从戎，想以此直接的方式报效国家。可是在目睹军阀的腐败之后，他毅然离开军队，回到昆明继承家学，并特意取号"馀生"，意寓珍惜余生之光阴。从此他专心师从父亲，发奋图强，日夜苦读，矢志中医不再更改。1928年在政府招考医师的考试中，戴丽三力拔头筹考取昆明市的第一名。父亲的倾囊相授、自己的刻苦努力使年轻的戴丽三甫出道就出手不凡，治疗中屡见奇效，声名大振，至三四十岁时，他已在昆明乃至云南省赫赫有名，被誉为云南四大名医之一。

令云南群众至今念念不忘的是他善良的为人和高尚的医德。在积贫积弱的旧中国，戴丽三将全部身心都投入到了治病救人之中，期望借此完成他作为一介读书人的家国之志。他的诊费不设限制，看病全凭患者随心而付；他会给予贫困者回家的盘缠；会让特别困难的患者到昆明有名的福林堂药店去免费配药，每月月末由家人去统一结账。这使贫困患者也有了得到救治的机会。在此期间他诊治了大量的疑难重症，积累了丰富的诊疗经验。

诊病之余，戴丽三还热衷于和同道们交流。他成名较早，很多有多年临床经验的医生年龄都比他大，但因为惊奇于他的医术和精简的用药，也来跟着他抄方学习，所以每天诊疗结束之后，他们和正义路附近开诊所的几位医生都会聚在戴家切磋医理，将当天各自遇到的疑难病证提出来讨论，发表见解，制定下一步的治疗方案。戴丽三创制了什么经验方，也会在这时候分享给同道们。戴家的医术讨论会很快有了名气，同道和中医后学纷纷加入参与讨论。旧时医生往往秘技不传，很少有人似戴丽三这样毫无保留地分享自己的心得体会，所以他在中医同道中也是深受尊敬。1948年，为了普及和提升云南中医的教育水平，戴丽三和另一位同样德高望重的云南名医吴佩衡先生团结了有此心愿的同道，成立"云南私立中医药专科学校"，吴佩衡先生任校长，戴丽三任学术讲师。1949年云南中医药公会改组时他被推举为理事长。

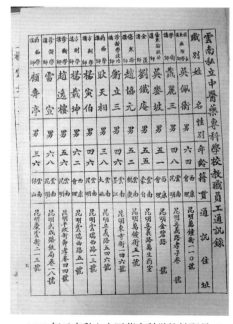

▲1948年云南私立中医药专科学校教职员工通讯录

值得一提的是，戴丽三并不是一个两耳不闻窗外事，一心只读圣贤书的"书呆子"，在内忧外患的旧中国，他时刻关注着时局的变化，对进步的共产党心向往之，与地下党常有接触，并给予力所能及的帮助。

1949年12月云南和平解放，1950年8月戴丽三先生作为云南医疗界的唯一代表受邀参加第一届全国卫生工作会议。朝气蓬勃的新中国、党和政府的新期许，又一次点燃了他胸中一直饱含的家国情怀，返昆后即着手关停自家门庭若市的私人医馆，是云南参加"公医"第一人，他带领已获中医师证书的长女戴慧芬全身心地投入到新中国医药卫生事业的建设中。

1950年，云南省人民政府接管了云南大学医学院附属医院分院，在此基础上成立云南省人民政府卫生处总门诊部，戴丽三任副主任，组建中医科并兼任中医师。他号召并邀请同道们加入门诊部的工作，如四大名医之一的"小儿王"康诚之，名中医吕重安、诸葛连祥、车敬安、文士杰、胡少伍……因为名医众多，门诊部开业后就门庭若市，为广大市民群众提供了优质的服务。经过近5年的积累和实践，

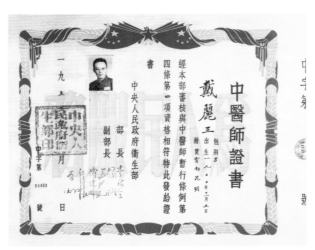

▲ 1953年戴丽三《中医师证书》

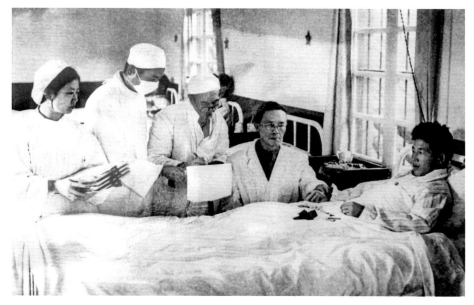

▲ 1959 年，名中医戴丽三（右一）、吕重安（右二）在省中医院病房会诊

1955 年，经省人民政府批准，总门诊部在原址成立云南省中医院，1960 年云南中医学院成立后，成为云南中医学院附属医院，被指定为全省培养中医药卫生干部基地、科学研究的指导中心。

从 1951 年始，为了尽快培养云南中医药人才，省卫生厅主办中医进修班，军管干部王抗搏任主任，戴丽三任副主任，并亲自授课。1953 年，进修班升级为昆明中医进修学校，戴丽三任副校长，学校增设了中医、针灸师资班，中药调剂班，麻风防治干部培训班等。随着师资力量的充实，1958 年昆明中医进修学校升级为云南中医学校，在校学生达 630 人。学校汇聚了来自全省的著名中医，成立了由 16 位名老中医组成的中医研究班教研组，当时已是卫生厅副厅长的戴丽三任教研组长。近 10 年的努力奋进，终于在 1960 年 5 月成立了云南第一所中医药高等学府云南中医学院。戴丽三非常重视中医学院的工作，不仅经常到学校调研、参加师生座谈会、征求教学意见，还担任着"西医学习中医班"的教学任务，讲授中医学原理。

20世纪50年代的云南是很多传染病的高发地区，疟疾、麻风、血吸虫病等，严重危害着当地人民的健康和生产，戴丽三身先士卒，经常到疫区调研并利用中医特色优势指导基层工作。

为了在群众中普及宣传中医药知识，戴丽三组织开展各种宣传和惠民活动。例如1956年11月利用在市中心举办游艺活动的机会，卫生厅牵头组织"昆明市中医中药展览会"，开展义诊和卫生政策宣讲。此举开全国之先河，不仅方便群众，更团结了愿意参加公医的同道，当时产生了很大的影响。他积极开展学术经验交流活动，使当时云南的中医学术水平在质的方面保持在全国中上水平。

在一片饱经战乱与贫困的边陲省份白手起家，这筚路蓝缕的创业过程，戴丽三和同时代的中医先辈们可谓付出了艰苦卓绝的努力。由于他卓有成效的工作，受到党和政府的重视、群众的认可，1955年戴丽三受周恩来总理任命，成为云南省卫生厅副厅长，连续当选为云南省第一、

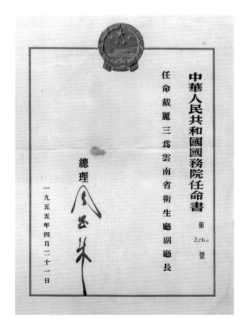

▲ 1955 年戴丽三云南省卫生厅副厅长《任命书》

二、三届人民代表，云南省政协第一、二、三届委员，兼任中华医学会云南分会副会长、全国血吸虫病防治科研委员会委员、九三学社昆明分社委员会委员、云南省中医学会主任等职。

学术思想方面，戴丽三除继承其父学术思想和临证经验外，博览众家，对四大经典和历代各家著作都有深刻研究，学有心得。而百家之中尤尊仲景，特别善于运用《伤寒论》《金匮要略》方辨证论治。他重视实践，强调从患者实际出发，从不固执一家之见而勇于创新，真正做到了师古而不泥古，源于《伤寒论》又广于《伤寒论》。同时他并不忽视温病学说，对温病大家叶天士、吴鞠通的理论方药深入研究，撷取精华，创立了很多相关验方，如桑叶连贝散、二甲化斑汤等。他是包容并蓄、不拘一派的医学大家。由于其经验丰富，临床疗效高，制方严谨，理、法、方、药一线贯通，便于学习和临床运用，所创验方被云南省中医界争相传抄，均以先睹为快。

戴丽三能取得较高的学术成就，还与其重视科学的思维方法密切相关。他是用唯物辩证法深入研究《伤寒论》的学者、先驱，推崇用辩证唯物主义以指导辨证用药，融哲理医理为一体。

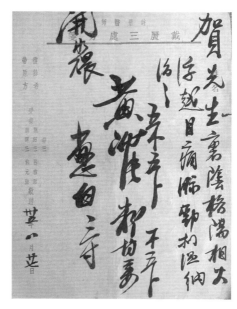

▲ 戴丽三处方（徒弟手书，任红华医师收藏）

他将"西学中"班讲授中医学原理的教学讲义，进一步完善，写就《中医学辩证原理》，书稿集中论述了《伤寒论》中蕴含的唯物辩证法思想，展示了其毕生潜心钻研仲景之学的精深心得。在其"前言"中提到："举中医的《伤寒论》为例，它以六经立法，一百一十三方，三百九十七法。论中处处有法，其法参伍错综以尽病的变态，万变万应，策应无穷。有法中之法，有法外之法，有法随脉变，有法因证迁，活泼泼丝丝入扣。这些都带有朴素的、自发的辩证思想并奠基在唯物论基础上，几千年来千锤百炼而能经得起恒河沙数亿万人的反复实践和考验。"他强调要深入探讨中医学的科学性，必须以辩证法作为研究中医的思想方法，才能领会它的实质，找出它的发展规律，揭示出中医学的最大特点所在。他强调临证必须从客观实际出发，处方用药应灵活变通，反对拘守一家一派之见，更反对执一法一方以应万变。本"病无常法，医无常方，药无常品，概因病无常形，须唯变所适，灵活变动，毫无偏执"，对于出现复杂症候群的患者，他坚持从整体观念入手，审查虚实寒热，矛盾虽多，抓住主要矛盾，无不效若桴鼓。

▲ 戴丽三手稿（一）

▲ 戴丽三手稿（二）

戴丽三注重研究每一疾病发生、发展各阶段的规律，善于剖析疾病的本质。他执简驭繁，用"气化一元论"的观点来认识人体的生理和病理，如其认为"气化是运动的原理，阴阳是对立的形势，寒热是万病的本质，表里虚实是联系的规律"。临床施治他常把握两法：一曰"开门法"，即开太阳气机之门。外邪入侵必经太阳，治疗必须从此开却。外邪由表及里，应使其透表出里。往往太阳气机一开而达"表气通，里气和"之效。所以用药最忌"闭门留寇"。除常用《伤寒论》《金匮要略》方外，自拟的姜桂苓半汤、桂枝独活寄生汤、小白附子天麻汤等，都具有宣通表里、引邪外达的功效。二曰"转阳法"，是防止病势由阳转阴的治法。戴丽三认为，阳证易治，阴证难疗，病势由阳转阴则重，反之则轻。故他常对某些病机复杂的疾病，主动引领病势，有意识地选用温阳之剂使其阳热外显后，再以凉润之剂清解之，往往使一些疑难重症由危转安随之而愈。

戴丽三以其精深的医术造诣，独树一帜，自成一家。他曾发表的论著有《阴阳五行之研究》《伤寒论的科学性》《诊断篇》等，其创制的部分经验方由其门徒收编入云南中医学院1972年出版的《中医常用方药手册》。他丰富的临证经验和医学思想，由后人总结整理为《戴丽三医疗经验选》，于1979年由云南人民出版社出版，荣获云南省1985年度科技进步三等奖，云南省卫生厅医药卫生科技进步二等奖。

由于长年超负荷的工作，1962年积劳成疾的戴丽三罹患脑血管意外，1968年11月病逝于昆明。1975年12月云南省卫生厅为他举办追悼会，给予了高度的评价。

心系家国，情牵患者，高瞻远瞩，鞠躬尽瘁，可谓是他一生的写照。

整理说明

我很荣幸，虽年至耄耋，还能遇到契机，对《戴丽三医疗经验选》进行第三次整理。

这本书的第一次整理，是在二十世纪七十年代末。那时，我们的国家刚经历了"文化大革命"，一切百废待兴，大家都在争分夺秒地工作。在繁忙的教学工作之余，时任云南中医学院副院长的内姐戴慧芬，带领着我和妻子戴若碧、内兄戴天载开始了对岳父戴丽三医案的整理。我们将所有的业余时间都投入了进去，一起整理一起研究，为了更加严谨，经得起时间的考验，定稿时还邀请学院里学识渊博的许子建老师和后来成为国医大师的张震老师审阅，并采纳了他们的宝贵意见。那时侄女戴文姬、侄子戴康明初入医门，文稿的誊写工作都是由他们一遍遍地完成的，一页页字体端正的稿纸，真是凝结了很多人的心血。而通过这本书的整理，更让我深入细致地学习戴老的经验并获得了中医思维的极大提升。1979年《戴丽三医疗经验选》由云南人民出版社出版，一经面世就受到读者的广泛欢迎，很快售罄。后来此书荣获云南省 1985 年度科技进步三等奖、云南省卫生厅医药卫生科技进步二等奖。

第二次整理是在 2011 年，我们仅对书中的药名进行了规范，其余没做多的改动，由人民军医出版社出版，也是很快销售一空。

2022 年 1 月，在昆明市政府的关心下，昆明市地方性学术流派（戴派）传承发展建设项目启动，成为戴老学术著作再整理工作的契机。

2022 年 5 月，全国名老中医药专家严继林传承工作室建设项目启动。我带领女儿严园，徒弟李垚、杨绍丽、聂坚、韦姗姗、孙艳红、胡正进、丁喆，徒孙李佳锦等开展一系列的戴丽三经验及学术思想的整理挖掘工作。《戴丽三医疗经验选》一书，是戴老在繁忙的工作之余记录的部分医案，是他治疗思路与方法的真实反映；同期整理出版的《中医学辩证原理》是他"医哲一体"学术思想的重要体现。两书相互佐证，理论结合实践，有助于读者更好地理解戴老的临床经验，提高辨证论治的能力。

此次整理我们制定了两个原则：

一是在保持原著原貌的基础上，完善提高。如中药名的处理，我们采取保留特色、兼顾规范的原则，不强求完全一致。又如初版的按语、整理者按，涉及大量中医经典，此次整理逐一核对引文并修正，补充的说明性内容用仿宋体加括号。

二是调整结构，使之更为合理。初版分为"论著"和"医案"两部分，本次改作"医论篇"和"医案篇"，并将所有的病案进行分类。用现在的标准看，书中的医案病名并不规范，但因为书已出版过两次，很多相关的研究论文、引文都是用的原案病名，重新命名不利于研究的延续性；另外现在规范的病证类型，实难包含疑难病症治疗过程中复杂多变的证情变化，而原案病名还是抓住了重点、体现了病案的特点，所以我们决定保持原名。具体分类就按外感、内伤、疑难重症、杂病、男科及妇产科、儿科、外科这几个大类来分。其实读者在研读中也会发现，所谓分类都是人为的，病情的发展变化不会听从教科书的安排。例如归入疑难重症中的戴阳证、阴阳交、阳虚寒湿起因都是缘于外感，但因失治误治已转为疑难重症，这时治疗的思路与方法已发生改变，所以将这类病案归为疑难重症。又如内伤分类中"肝虚脾湿下肢肿痛"案，单从肿痛看，可以列为痹病或者肾系疾病，但是戴老从肝虚脾湿入手治疗，乃"脾主四肢""脾主肌肉"的缘故，体现了中医同病异治的特色，故归入脾胃肝胆病。这样的案例在书中比比皆是。

《戴丽三医疗经验选》面市已四十多年了，整理者也延续到戴派的第五代传人，最早的整理者中戴慧芬教授、许子建教授、国医大师张震都已仙逝，但如果广大的读者能从戴老的临床经验中体悟到他实事求是、追求真理的精神，不拘泥于一家一派、包容并蓄的胸怀，戴老及几位仙逝的大师一定会泉下有慰。

在整理出版的过程中，感谢昆明市政府、国家中医药管理局、昆明市中医院、中国中医药出版社的大力支持，特别是编辑包艳燕老师，她严谨细致的态度，专业负责的修改给予我们太多的帮助和指导。终因水平有限，不当之处敬请读者原谅，并不吝赐教。

严继林

癸卯年春于昆明

初版前言

《戴丽三医疗经验选》一书，是戴丽三老医师临证四十余年的部分学术研究成果和医疗经验，包括论著和医案两部分。

戴丽三一生治学严谨，除继承其父戴显臣的学术思想和临证经验外，还努力钻研四大经典和历代名家著述及医案。他自己的论著中，持论客观，有继承，有发展，临证一丝不苟，不固执已见，遵古而不泥古，强调从患者实际出发，灵活运用中医理论，立方遣药以喻嘉言"先议病，后议药，有是病，用是药"的思想作指导，因此，能做到经方、时方并用，并能灵活化裁，基本上做到了病有千变而方亦有千变，体现了中医学的整体观及审证求因、辨证施治的精神。所辑存之医案及按语如实地记录了患者之病情经过和原委，阐明了每一病案所运用的理、法、方、药的关键所在，及同病异治、异病同治、上病下取、正治、逆治等治疗法则的具体运用。

医案和按语的初稿，是他生前在原云南省卫生厅时直接领导与支持下整理出来的。但因他不幸于1968年患脑出血病逝，此稿遂搁置至今。

　　本书定稿时，承蒙许子建老师和个旧云锡职工医院张震医师审阅并提出宝贵意见，特此致谢。

　　由于我们经验不足，书中如有错误和不足之处，望同志们批评指正。

戴慧芬　戴天载　戴若碧　严继林

1979 年 7 月于昆明

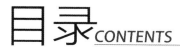

目录 CONTENTS

医 论 篇

医 案 篇

医论篇

桂枝汤理法

桂枝汤是《伤寒论》的代表方之一，仲景方二百余首，其中用桂枝汤加减变化而出者，计有二十八方，约占七分之一。此方不仅用于外感风寒表虚证，且大量用于临床各科之无表证者。前人柯韵伯、王子接、郑钦安都谈到本方既是解表剂，又是和里剂，尤其王子接论述《伤寒论》方，列桂枝汤为和剂祖方。历代医家称誉此方为仲景"群方之冠"。实践证明，桂枝汤功用既能调和营卫，又能燮理阴阳，与麻黄汤之专于发表，及三承气汤之专于攻里者不同。正因为它具有解表和里的功效，因此，可用于营卫失调、营卫不足及阴阳失调所导致的许多病证。但是，历代注解《伤寒论》的某些医家，大多将它局限于治太阳病表虚证。现代出版的某些方剂专书亦只强调其解表的一面，而忽视其更为重要的和里的一面，易使读者产生桂枝汤仅能用于外感表证的错觉，限制了该方对许多里证的运用。特别是晋朝王叔和"桂枝下咽，阳盛则毙"一语出来后，很多医家临证时不加分析，有的甚至对桂枝的使用都心生畏惧，因而不敢使用本方，或将之人为地划入禁区。

实践证明，《伤寒论》所载之方剂，是有理论根据的，并有严谨的法度可循。如离开理论而谈方剂的效能和运用，必将成为无源之水、无本之木，至有"千方易得，一效难获"之叹。古代方剂，特别是经方，其组成一般都贯穿着理、法、方、药的有机联系。方与药，蕴藏着质量互变的规律；证与方，体现着异病同治、同病异治的辨证思想。掌握方剂的运用，必须首先掌握制方的原理，只有在理论的指导下，方能使治法、方剂和药物相互紧密联系起来，从而在中医辨证论治过程中体现出理、法、方、药的统一性。所谓善学者，取其法，而不泥其方。这说明重视理论学习，掌握精神实质的重要性。只有如此，才能真正理解和掌握经方的效用，扩大其治疗范围，突破人为的局限。

一、营卫概要

桂枝汤主要功效是调和营卫，燮理阴阳，它不仅用于外感表虚证，更重要的是用于内伤营卫不和、阴阳失调的许多疾病，这就有必要系统而概要地回顾一下有关营卫方面的理论，以加深对桂枝汤方义的理解，更好地掌握其临床运用。

1. 营卫的生成、分布与生理功能 《灵枢·营卫生会》云："人受气于谷，谷入于胃，以传与肺，五脏六腑，皆以受气，其清者为营，浊者为卫，营在脉中，卫在脉外，营周不休，五十而复大会。阴阳相贯，如环无端。"简明扼要地要描述了营卫的生成与运行。《素问·痹论》云："荣者（荣与营通用），水谷之精气也，和调于五脏，洒陈于六腑，乃能入于脉也。故循脉上下，贯五脏，络六腑也。卫者，水谷之悍气也，其气慓疾滑利，不能入于脉也，故循皮肤之中，分肉之间，熏于肓膜，散于胸腹。"指出了营与卫均来源于水谷之精华，但性质不同，故功能和分布也不同。《灵枢·邪客》云："营气者，泌其津液，注之于脉，化以为血，以营四末，内注五脏六腑，以应刻数焉。卫气者，出其悍气之慓疾，而先行于四末，分肉皮肤之间而不休者也。"指出了营气系精气之柔和成分，是水谷入胃，借中焦热能，吸取其汁液，流注于脉中，化而为血，故常营血并称。卫气乃水谷入胃，是中焦之热能所蒸发出的气体，属精气之雄厚成分，不能入于血脉之中，只能循宗气而分布于血脉之外，运行于四末的分肉、皮肤之间，故常肺卫并称。但两者之间是相互为用，不可分割的，正如张景岳所说："虽卫主气而在外，然亦何尝无血，营主血而在内，然亦何尝无气。故营中未必无卫，卫中未必无营，但行于内者，便谓之营，行于外者，便谓之卫。此人身阴阳交感之道，分之则二，合之则一而已。"这更加具体地论述了营、卫、气、血的实质与功能及其分布的不同。

2. 营卫与脏腑的关系　《难经·三十二难》云："心者血，肺者气，血为荣，气为卫，相随上下，谓之荣卫，通行经络，营周于外。"具体地指出了心肺与气血荣卫的密切关系。由于心主血，肺主气，营卫统摄气血，心肺为之主宰，经气的环流，促进了营血运行全身，揭示了营卫与心肺的直接关系，与气血相连。营卫与气血，营卫与心肺，均存在着紧密的内在关系。

若进一步加以探讨，心主血，肝藏血，脾统血，根据营卫统摄气血及张景岳所云"血中有气，气中有血"的理论，血液的运行和统摄，必须靠气的推动，才能发挥作用，才能保持一定的温度。如果营卫调和，营卫不虚，则心、肝、脾功能正常；否则易导致这些内脏功能的紊乱。脾不仅能统血，还能益气，因能益气，才能使水谷精微化生营卫。故金元四大家之一的李东垣说，胃为卫之本，脾乃营之源。说明脾胃乃营卫生化之源。

肾主诸阳，卫为气，属阳，卫阳与肾阳相通，营卫虽生化于中焦，但属阳气的卫气却出于下焦（见《灵枢·营卫生会》），可见卫气与肾密切相关。

综上所述，营卫与心、肺、肝、肾、脾胃有着十分密切的关系。换句话说，调和营卫和补养营卫，有助于这些脏腑功能活动的加强。亦可以说，这些脏腑的某些疾病，当反映出营卫失调或营卫不足时，通过调和营卫或补养营卫，即可得到纠正或恢复。

3. 营卫的病理表现　营卫的生理功能正如前述，当其功能正常时，由于有营血荣养，卫气卫外，则无病理状态出现。一旦营卫失调或不足，则产生病理反应。如卫气失司，临床就产生风邪伤卫的太阳表虚有汗的桂枝汤证；如营虚不和，临床就容易产生寒邪伤营的太阳表实无汗的麻黄汤证。这仅只是风、寒二邪侵犯营卫在病机上的区别之一。

元气和营卫乃人之根本，营卫和平，则外邪难犯。如《灵枢·百病始生》所说："风雨寒热，不得虚，邪不能独伤人。"宋代医家严用和说："大抵人之有生，以元气为根，营卫为本，根本强壮，营卫和平，腠理致密，外邪客气，焉能为害。"

营卫久虚，还可出现某些较为严重的疾病。《素问·逆调论》指出："荣气虚则不仁，卫气虚则不用，荣卫俱虚，则不仁且不用。"指出临床上某些肢体麻木、运动障碍的病证，其发生与营卫俱虚有密切的关系。

除上述者外，有些慢性病的某一阶段，营病及卫，卫病及营，二者不可截然分开。但临床往往易被忽视，或不易鉴别。营卫失调和营卫气化功能不足又是某些疾病发展变化的关键所在。只要纠正了营卫失调或增强了营卫功能，疾病就可逐渐趋向好转。如忽视了调整营卫功能，疾病就可逐渐转向纵深发展或日趋严重。因此紧紧掌握增强营卫功能的调治方法，对疾病的发展变化起着决定性的作用。

二、桂枝汤方解

桂枝汤由桂枝、芍药、甘草、生姜、大枣五味药物组成。因其配伍巧妙，具有滋阴和阳、调和营卫、增强营卫功能等功效。本方刚柔相济，补散兼施，扶正祛邪，堪称制方典范。

桂枝味辛，性温，阳也。有助阳化气，温通经脉，化湿利水之功效，尤能助心肺之阳。其归经入心、肺、膀胱。如临床常用之五苓散，因配伍桂枝助膀胱之气化功能，才能起通调水道的作用。概括其功用，具有和营、通阳、利水、下气、行瘀、补中等六大功效。

白芍味酸，性寒，阴也。取味酸能收敛营阴（即止汗、止血、止津液耗散），性寒能入营，具补血、平肝、止痛之效。

生姜味辛辣，性温，发散风寒，温中止呕，配桂枝增强助卫阳、解肌表、除外邪之功。二者合用为姜桂汤，辛甘化阳，以调周身之阳气。

大枣味甘，性温，配芍药补营阴，二者配伍，酸甘化阴，以滋周身之阴液。

甘草味甘，性平，通行十二经，有护卫中气、调和诸药、安内攘外之功。配桂枝为桂枝甘草汤，能温补心阳；配芍药为芍药甘草汤，能和营养阴，舒挛止痛。

总之，从桂枝汤的两味主药来看，桂枝辛温，助卫阳发汗，白芍酸收助营阴止汗，两药相合，在于通过桂枝助卫阳、发汗之功，使外邪随汗而解，通过白芍的收敛之功，保护营阴不致被再度损伤。二者配合是发汗之中寓敛汗之旨，既发汗，又止汗，既矛盾，又统一的作用，揭示了营卫的功能与作用，以及桂枝汤一表一里，一阴一阳，故谓之和剂。前人所谓桂枝汤"外证得之解肌和营卫，内证得之化气调阴阳"之论，颇符合临床实践。

三、临床运用

桂枝汤加减在临床上的运用比较广泛，今择其常见者，简介如下：

1. 更年期营卫失调　《素问·上古天真论》论述了妇女生理变化的过程："女子……六七，三阳脉衰于上，面皆焦，发始白；七七，任脉虚，太冲脉衰少，天癸竭，地道不通，故形坏而无子也。"营卫与心肺相连，与气血相关，心主血脉，肝主藏血，肾主藏精。女子年近四十，气血精液逐渐衰退，冲任二脉失于滋养之源，出现月经紊乱；营血不足，时而潮热、出汗，时而畏寒、恶风；血不养心，时而心悸，时而虚烦不眠；营虚不与卫和，则见肌肉跳动、四肢酸胀、浮肿等症。从病理变化过程来看，初期由于营卫不和，舌多淡润，脉多弦虚或浮虚。可用桂枝汤倍芍药，加香附、麦芽、乌梅、冰糖，和营之中寓调气养肝；进而用新加汤助营，加香附、麦芽，疏理气机。如四肢酸胀较重者，本方再加桑枝以活络。至于月经紊乱，或前或后，或一月二次，淋漓不尽，或腰酸腹痛，或数月一次，可用《金匮》大温经汤。因该方以桂枝汤增强营卫为基础，用治寒凝经脉，木郁不舒，肝气下陷所致之经漏淋漓，腹痛腰酸，脉多沉迟或弦紧者。此方全在桂枝配芍药，于化气通阳之中寓敛阴之旨。

2. 体弱、外伤或术后营卫虚损失调　由于外伤或术后，营卫虚损，营虚不与卫和所致低热，用桂枝汤倍芍药加乌梅、知母、冰糖，助营退热。如肢体麻木者，用参芪归桂枝汤加香附、麦芽，和营助卫之中兼补气血而行滞气。

此类患者常感时而微寒，时而微热，自汗，疲乏，脉缓，可用桂枝汤加党参，或用桂枝汤与生脉饮合用。

3. 营虚肌肉跳动　此症多见于老年妇女，因其营血不足而致肌肉跳动，有时兼有麻木，状似风湿，但与风湿有别。风湿麻木跳动或疼痛，多在关节，营血不足麻木跳动，多在肌肉与筋膜；风湿多有苔，营血不足多无苔。治疗风湿宜祛风除湿，治疗营血不足始终宜在调和营卫的基础上着重补养气血，处方以大剂量新加汤加桑枝，或用参芪归桂枝汤。此证忌用祛风除湿发散之药，因风药辛燥，更伤营阴。

4. 营卫俱虚肌肤发痒　亦多见于老年妇女，心营、肺卫俱虚，皮肤发痒，但无疹块，遇风更甚。舌润无苔，脉多沉弱。用桂枝汤，杭芍改赤芍，并加重赤芍剂量，再加葛根、防风，均能取得疗效。皮肤发痒，临床有虚实之别。虚证多见老年妇女，其中有津枯血燥与营卫俱虚之不同，如属津枯血燥发痒，必见舌红质干，脉多弦细而数，此方又非所宜。

5. 胃肠型感冒和腹泻痢疾　足阳明胃多气多血，胃肠病证直接与气血失调有关，此证之治疗应将调和营卫与调和气血结合起来。如病在胃，出现寒热、呕吐、恶心、舌腻、脉紧者，用藿香桂枝汤，解表和中，理气燥湿降胃（方见医案部分）；如病在肠，出现寒热、腹痛、泄泻、脉紧或浮紧，用桂枝汤加葛根、防风；如出现里急腹痛泻痢，用桂枝汤加葛根、香附、黄连、木香、焦楂。每年夏秋季节，胃肠型感冒，多以此二方施治，能收退热、止呕、止泻、止痢之效。

6. 妊娠期营卫不调胃气虚弱　妊娠初期，营卫不和，畏寒、疲乏、食少、呕吐，本《金匮》用桂枝汤为妊娠第一方之旨，重用生姜，确能缓解妊娠反应，增进食欲，止呕吐，除畏寒。此方仅用于营卫不和，胃气虚弱者，如兼有肝胃郁热，或胆气上逆者，属小柴胡汤适应证，本方又非所宜。

7. 营卫受损所致痹症　此类痹症是病邪伤及营卫，"营虚不仁"，"卫虚不用"。"营虚不仁"是病邪伤及营分，血中营气不足，因而肢体感觉麻痹。临床治疗中，宜以桂枝汤倍芍药为第一步，进而用新加汤为第二步，新加汤再加当归为第三步。"卫虚不用"是病邪伤及卫分则局部的真气去，而邪气独留。真气去则功能消失，因而肢体运动受限。临床治疗，以黄芪桂枝五物汤为第一步，进而用桂枝汤加附片为第二步，或再加黄芪为第三步。若营卫两虚，常以新加汤加重附片剂量而取效。

8. 营卫不调之失眠　《灵枢·营卫生会》曰："（营卫）各行（于阴阳）二十五度，分为昼夜……夜半而大会，万民皆卧，命曰合阴……"又《灵枢·邪客》曰："卫气者，出其悍气之慓疾，而先行于四末分肉皮肤之间而不休者也。昼日行于阳，夜行于阴，常从足少阴之分间，行于五脏六腑。今厥气客于五脏六腑，则卫气独卫其外，行于阳不得入于阴。行于阳则阳气盛，阳气盛则阳跷满，不得入于阴，阴虚，故目不瞑。"说明营卫与人体的寤寐关系极为密切。如年老之人，或病后营气虚衰，卫气内伐，营卫失常，故经常出现难于入眠，或多梦易醒。用桂枝汤倍芍药加山黄肉、枸杞子、橘络可取宁心安眠之效。

9. 配补阳还五汤治气虚血瘀营卫不足的中风后遗症　清代王清任的补阳还五汤，将补气药与活血化瘀药结合起来，用治半身不遂、口眼歪斜等中风后遗症有一定疗效。但因缺乏脉象，以方测证，脉象必属虚象，如属实象，即弦滑数之类脉象，此方不可误投，否则，不但无效，还可导致变证。既然营卫与气血相关，则气虚所致之半身不遂直接涉及营血与卫气，只有营卫健运，才能促进气血生成。也只有营卫健运，补阳还五汤才能发挥补气和活血化瘀的作用。因此，余常将此方与调和营卫的桂枝汤结合起来运用，实践证明，较单用补阳还五汤原方疗效明显提高。然而，半身不遂一证，病理较为复杂，有虚实之分，有阴阳之别，虚实之中，又有虚实相兼等情况，临床必须仔细体审病情，方随证变，才可取效。

10. 治胸、腹、背、腰及上下肢疼痛　膀胱与肾相表里，其经脉互相联络。足太阳膀胱经脉起于目内眦，上头顶，下项，行于背、腰部，后分二行，至下肢外侧后面，到达足小趾的至阴穴与足少阴肾经交接，足少阴肾经过足底涌泉穴绕内踝，沿下肢内侧后面上行，入少腹，夹脐旁上行腹部和胸部，至锁骨下的俞府穴而止。由于外邪或里寒之气导致营卫失调，经气阻滞，出现胸、腹、背、腰及上下肢疼痛，用本方加防风、香附、麦芽，在增强营卫功能的基础上兼以理气祛寒行滞。若上肢痛，上方加桑枝以通络；下肢痛，加怀牛膝活血通经并补肝肾。

11. 用于体弱小儿患麻疹、水痘初期　患儿发热不高，气血较弱，痘疹隐约不现，古有"疹出于肺，痘出于胃"之说。审无唇红舌赤等热象者，可用桂枝汤加川芎、葛根，增强营卫，鼓舞肺胃之阳，促痘疹外现。如兼寒邪外束，亦可加麻绒少许，使之宣发外透。

四、结语

上文从营卫的生成、分布与生理功能、营卫与脏腑的关系、营卫的病理表现等方面，论述了营卫在人体的重要意义，以及因营卫失调和营卫不足所产生的一些疾病。这些病证，在营卫理论的学术思想指导下，通过长期临床实践，以桂枝汤为基础，灵活加减，取得了良好的疗效，从而说明了桂枝汤加减可广泛用于内、妇、儿、外各科由于营卫不足和失调所致的许多疾病。

姜桂苓半汤理法

一、姜桂苓半汤的组方原理

姜桂苓半汤由生姜、桂枝、法半夏、茯苓四药组合而成。组合化裁于清朝郑钦安姜桂汤和局方二陈汤。前者见于《医理真传》鼻流清涕不止条，原治上焦阳虚而致鼻流清涕不止；后者乃一切痰饮为患之总方。方中夏、苓二味，功能燥湿健脾，化痰止呕，中医有"痰生百病，湿生灾"之语。取二方之长融为一方，用治心阳不足或心肺阳虚所致诸证，以及升降失调、上下不通等，或因心肺阳虚导致中焦寒湿、肝胃虚寒等，皆可运用。经临床四十余年之实践证明，功效卓著。

心肺同居胸中，"胸为清阳之腑"，受不得任何寒浊之气，脏虽属阴，其用在阳。"心者血，肺者气"，气血的运行，全靠心肺阳气的推动，寒则凝，温则通。故寒邪上逆，气血阻滞，则心肺之阳被遏，以至出现上焦虚寒之证，如胸痛、咳逆短气、畏寒肢冷、面唇青紫等。心肺阳虚，包括心肺气虚，但有时以心阳虚明显，有时以心肺阳虚并见。心肺阳虚可由本身病变引起，亦可由其他脏腑病变导致。心主一身之血，肺主一身之气，人身百病千端，无不关乎气血。明乎此，通过调理心肺阳气，温通气血，则可治疗多种疾病。

故而本方以生姜、桂枝为君药。生姜性温，黄坤载谓其"入肺胃而驱浊，走肝脾而行滞，荡胸中之瘀满，排胃里之壅遏，善通鼻塞，最止腹痛，调和脏腑，宣达营卫，行经之要品，发表之良药"。又谓："生姜疏利通达，下行肺胃而降浊阴，善止呕哕而扫瘀腐，清宫除道之力最为迅捷。"

桂枝辛甘而温，《本经》称其"治上气咳逆"，张锡纯谓："……力善宣通，能升大气（即胸之宗气），降逆气（如冲气肝气上冲之类），散邪气（如外感风寒之类）……诸家本草，鲜有言其能降逆气者，是用桂枝而弃其所长也。……乃医者皆知麻黄泻肺定喘，而鲜知桂枝降气定喘，是不读《本经》之过也。"又谓："为其味甘，故又善和脾胃，能使脾气之陷者上升，胃气之逆者下降，脾胃调和则留饮自除，积食自化。其宣通之力，又能导引三焦下通膀胱以利小便。"生姜与桂枝相伍，则辛温助阳，相须为用，同气相求，相辅相成。故二者相伍，既温扶心阳，又宣通肺气，使周身阳气通调，气血流畅。郑钦安谓："心者，气之帅也。心阳得补而肺气更旺。""要知扶心阳即是补真火（肾阳）也。……此方（姜桂汤）功用似专在上，其实亦在下也。学者不可视为寻常，实有至理存焉。"

在姜桂汤基础上，佐以半夏和茯苓，健脾燥湿、温化痰饮之功益胜。茯苓，甘淡，宁心安神，甘则能补脾阴，脾阴既旺则生肺金，淡则能渗利水化饮。黄坤载谓其"泻水燥土，冲和淡荡，百病皆宜，至为良药"。而半夏一药，黄氏认为其"辛燥开通，沉重下达，专入胃腑，而降逆气"，又解释："人之中气，左右回旋，脾主升清，胃主降浊。在下之气，不可一刻而不升；在上之气，不可一刻而不降。一刻不升则清气下陷，一刻不降则浊气上逆。浊气上逆则呕哕，痰饮皆作，一切惊悸、眩晕、吐衄、嗽喘、心痞、胁胀、膈噎、反胃种种诸病，于是生焉，而总由于中气之湿寒。……凡此诸症，悉宜温中燥土之药，加半夏以降之。"

从以上分析可知，本方用药四味，平平无奇，但其理甚深。组合之后，既能扶阳强心温肺，又能宣通表里，交通上下。中医治病，全在掌握气化升降原理。本方之效能，在于使上中下及人体内外得以一致，符合机体的统一性，兹结合临床实践阐述如下。

二、临床运用

1. 心脏病（心气心阳不足型）　症见心悸、气短、自汗、劳累则加剧，面㿠神疲，目瞑喜卧，畏寒肢冷，舌淡而胖，苔薄白或白滑，脉浮大或濡缓，或沉细而结代。可用本方加枣仁、元肉、砂仁，温阳益气，养心安神。若气虚明显者，加苏条参或太子参，或加黄芪、党参；兼胸痛、胸闷或胸痛彻背者，加香附、麦芽。若心肾阳衰，症见面浮肢肿，手足厥冷，面色灰暗，口唇发青，原方生姜易干姜，重用茯苓，再加附片、上肉桂，强心温肾，化气行水。

2. 顽固性咳嗽（心肺阳虚型） 症见久咳不止，咳痰清稀，气短乏力者，用本方加苏子、陈皮、炙远志，温肺强心，降逆止咳。

3. 体质虚弱（心肺阳虚，又兼气阴不足型） 症见气短乏力，动即作喘，自汗，心烦，潮热，舌淡红，脉虚大或虚数，用本方合生脉饮加山萸肉、橘络、乌梅，温阳益气，养阴生津。

4. 失眠（心肾阳虚型） 神不内守，心阳外越，出现惊悸多梦，夜眠不宁者，本方加炙远志、石菖蒲、山萸肉、枸杞、元肉、秫米之类，交通心肾，宁心安神；甚者加龙骨、牡蛎、砂仁、炙甘草，潜镇浮阳，收纳心气。

5. 咳嗽喘息（心肺阳虚，肺气郁滞型） 本方重用生姜30克，加桑白皮、苏子、白蜜，温肺散郁，降逆止喘。若心肾阳虚明显者，原方加附片、砂仁、五味子，生姜易干姜，温肾强心，化痰平喘。

6. 高血压（心肾阳虚型） 本方加杜仲、天麻、钩藤、砂仁、荷顶（即荷叶蒂，化湿解暑，相比荷叶还具升阳散瘀之功，也可作为头部疾病的引经药），温通心肾，平肝息风。

7. 小儿百日咳后期（肺阴肺阳俱虚） 阳不化阴，余咳不止，面浮色青，舌淡，脉沉细，本方以炮姜易生姜，加炙甘草、五味子、白蜜，扶阳益阴，降气止咳。

8. 胃病（脾胃虚寒） 寒气上逆，胸闷恶心，脘腹胀满，本方加砂仁、麦芽，温中散寒，降逆止呕。

9. 痰核瘰疬（肝寒气郁型） 肝寒气郁，胆气上逆，寒气滞于肝胆经脉，出现两腮硬结日久不散，皮色如常，或发青者，用本方加柴胡、香附、麦芽，温肝舒郁，行气散结。

10. 胁痛（脾胃寒湿，兼肝气郁滞型） 肝区疼痛或见痞块者，本方加乳香、没药、丹皮、郁金、佛手、紫丹参，以温肝达木，活血祛瘀，理气止痛。

总之，本方主治之症甚多，治愈病例不少。

注：本文在整理时，曾参考黎时刚医师写的《姜桂苓半汤的临床应用》。黎医师系西学中班学员，跟师戴老实习后，结合戴老讲解，对此方进行了总结，可谓一脉相承。

三豆汤及其加减方的临床运用

一、三豆汤的组成

《本草纲目》记载：扁鹊三豆饮由绿豆、赤小豆、黑豆、甘草节组成，治疮毒初起，又治"天行痘疹，预服此饮，疏解热毒，纵出亦少"。故历代医家多将此方用治痘疹、疮毒之症。

根据余多年的实践验证，本方药性平和，味甘而淡，不伤胃气，而有清热解毒、活血祛风、养肝润肺、滋燥生津诸作用。具有滋养之功，但滋而无滞；虽清热解毒，但清而不伐。全方清中寓补，补中寓清，若能灵活加减，除疮毒、痘疹之外，还可用于因风、热、燥、火等阳邪为患，导致伤津耗液之燥热等证；更适用于脏腑机能失调如内脏津亏，或脏腑燥热伤阴之证，如肺肾阴虚，肝肾阴虚，肺虚燥热，肺胃郁热，肝虚不眠等方面。经多年广泛运用于临床，灵活加减，疗效颇佳。

1. 基础方及加减

基础方：黑豆、绿豆、赤小豆。替换用药可选择淡豆豉、扁豆。

加减法：疏风解表加桑叶、薄荷；清热解毒加银花、连翘；泻火解毒加黄芩、栀子、生石膏；破滞去瘀加枳实、焦楂；清咽利膈加牛蒡子、桔梗；宣肺止咳加杏仁、贝母、枳壳；宣透痘疹加蝉蜕、芫荽、香菌脚（干燥香菇的根茎部，芳香解表，现已少用）；祛风止痒加僵蚕、蝉蜕、刺蒺藜；清热消肿加元参、夏枯草；清心除烦加竹茹、灯心草、栀子；养阴润燥加麦冬、沙参、枸杞、五味子；养肝润燥加乌梅、冰糖；补益脾肺加山药、莲子、苡仁；补脾养阴加太子参、乌梅、山药。上列各组药物，视病情需要可选择一二组加入。

2. 各豆的功能

黑豆：性味甘平，入肝、肾二经。功能活血，利水，祛风，解毒。本品尚有润肾燥而止盗汗，补肾虚而止遗尿之功。

绿豆：性味甘寒，入心、胃二经。功能清热解毒，消暑，利水。《药性三字经注解》谓本品"通行十二经"，"解一切药草、牛、马、金石诸毒"。

赤小豆：又名赤豆，本品性味甘酸平，入心、小肠二经。功能利水除湿，止痒，和血排脓，消肿解毒。古人有"久食瘦人"之说。

淡豆豉：由黑豆经加工发酵而成，性味辛而微苦，入肺、胃二经，有解毒除烦之功，但因炮制方法不同而性味各异。用青蒿、桑叶同制者，则药性偏寒；用麻黄、苏叶等同制者，则药性偏温。

扁豆：性味甘，微温。入肺、脾二经，健脾养胃，消暑除湿，补脾而不滋腻，化湿而不燥烈，为缓和滋养之品。

二、临床应用

1. 麻疹　麻疹初期，证偏阳热者，用淡豆豉、黑豆、绿豆，加桑叶、薄荷、蝉蜕、香菌脚。若服后疹出顺畅，发热渐退，改用赤小豆、黑豆、绿豆加乌梅、冰糖，养肝润燥生津，以资调整。

麻疹后期，热退、疹消，如出现视物不明、皮肤瘙痒者，若属热伤肺阴，肺阴受损，宜清肺热、补肝阴为主，用黑豆、绿豆、扁豆、蝉蜕、关蒺藜、赤芍、枸杞治之。痒止后，仍用三豆加石决明、广木贼、关蒺藜、密蒙花、鸡肝，滋肝明目，以恢复视力。

麻疹靨后（麻疹恢复期，疹子消退脱屑），若肝肺余热不尽，症见低热持续，微咳不止，治宜养阴润燥兼清肺经余热，用三豆汤合二仙汤（黑豆、绿豆、赤小豆、黄芩、白芍）治之。如服后热退咳止，继用三豆汤加乌梅、冰糖，酸甘化阴调治为宜。

麻疹后期，变证颇多，如属有余之证，或余邪未尽，或肝肺津枯，均可采用三豆汤加减治之。

2. 外感风热和火毒　风热、火毒之邪袭表，肺胃郁热，症见发热，咳嗽，头身疼痛，舌红，苔薄黄或薄白少津，脉浮数，证属风热袭肺，肺气不降，治宜疏散风热，降逆止咳。方用枳实三豆银翘散（枳实、黑豆、绿豆、淡豆豉、银花、连翘、薄荷、牛蒡子、桑叶、贝母、苇根）。肺胃郁热，咽痛较剧者（如急性扁桃体炎等），用枳实三豆银翘散加桔梗、甘草。

3. 大头瘟 风温犯肺，三阳经郁热，致颜面漫肿发红，头痛寒热，脉数，舌红，治宜清热泻火，疏风解毒，用三豆汤加味（黑豆、绿豆、赤小豆、淡豆豉、生石膏、桑叶、银花、连翘、紫草、焦楂、僵蚕、蝉蜕、淡竹叶）。若一侧或两侧腮腺肿胀疼痛、拒按，舌红，脉数，治宜疏风清热，方用三豆饮加味（黑豆、绿豆、淡豆豉、银花、荆芥、连翘、夏枯花、僵蚕、板蓝根）。

综上所述，凡风热火毒所致疾患，如荨麻疹、急性过敏性疾病、过敏性紫斑、天疱疮、漆疮、急性蜂窝组织炎等，各病表现虽然不同，但病因均多为风热、火毒阳邪外侵，肺胃郁热，病位反应均在皮肤、肌肉。肺主皮毛，胃主肌肉，故均可用枳实三豆银翘散加减治之。

4. 小儿高热惊风 由高热伤津，肝失濡养，热极生风所致者，用黑豆、绿豆、淡豆豉加钩藤、僵蚕、蝉蜕、竹茹。

5. 酒糟鼻 酒糟鼻初起，多因肺胃郁热所致，可用枳实三豆银翘散治之。

6. 妇女更年期综合征 症见虚烦，自汗，低热，血压波动，脉弦或沉弦，证属肝肾阴虚，津液不足者，可用黑豆、绿豆、淡豆豉加山萸肉、枸杞、五味子、乌梅、橘络、竹茹、冰糖。

7. 失眠　胆热痰滞，烦躁，失眠者，可用栀豉温胆汤加黑豆、绿豆、橘络、菖蒲、远志。

肝阴虚较重者，用三豆汤与生脉饮合方服用（黑豆、绿豆、赤小豆、太子参、麦冬、淮枣皮、乌梅、冰糖）。

8. 小儿遗尿　证属肝旺脾虚者，用黑豆、绿豆、扁豆、怀山药、莲子、乌梅、冰糖。

9. 小儿疳积　如小儿腹泻后，脾弱肝旺，饮食不振，形体消瘦，性怪喜哭，证属肝脾失调，治宜调和肝脾，用黑豆、绿豆、扁豆、桑叶、乌梅、冰糖、竹茹、灯心草治之。

10. 多发性疖疮　属风火湿热者，治宜清热解毒，祛风利湿，用黑豆、绿豆、赤小豆、桑叶、荆芥、银花、连翘、僵蚕、牛蒡子、蝉蜕、甘草。

11. 预防流感　可用黑豆、绿豆、淡豆豉、桑叶、乌梅、银花、连翘、冰糖。

12. 预防麻疹　可用黑豆、绿豆、赤小豆、紫草、银花、甘草。

13. 食物/药物过敏或中毒　轻者用黑豆、绿豆、赤小豆、防风、甘草治之。周身发痒，奇痒难耐者，用枳实三豆银翘散治之。

三豆汤及其加减方的临床运用，范围甚广。总之，大凡急性、热性、津液亏损等疾患，均可在三豆汤的基础上加减使用。

三、病案举例

例一　张姓小儿，年 2 岁。发热持续七日，心烦闷，唇焦燥，咳嗽流涕，小便短赤。舌红，脉数。耳前后疹出隐约。脉症合参，显系风温束肺，阴液受损，致疹不外达。治以清热透疹佐宣肺养液，用三豆饮加味。

处方：黑豆 10 克，绿豆 15 克，淡豆豉 10 克，桑叶 10 克，薄荷 5 克，香菌脚 3 克。公鸡冠血数滴为引。

上方服二剂，疹自胸背渐出达于手足，热亦减退，胸闷心烦消失。凡医者须知，麻疹治疗时胸闷一分不减，则痧出一分不透，此临证至关重要者。

二诊：疹出顺畅，但患儿夜间少寐，易惊，思水较多。此系疹出伤津，津虚不眠，用三豆饮加减。处方：淡豆豉 10 克，黑豆 15 克，绿豆 15 克，桑叶 10 克，乌梅 15 克，竹茹 6 克。加冰糖少许为引。

服一剂，能安静入睡，此时疹子渐靥。

三诊：将原方淡豆豉易扁豆，增强健脾养肝和肺，调治而愈。

例二　王姓男孩，年 7 岁。麻疹靥后，两眼视物逐渐不明，且兼周身皮肤发痒，舌质红，微有薄白苔，脉弦兼细。尿短少，胃纳不佳。形体消瘦，急躁不安。此为疹出热邪伤阴，肝肺阴液耗损，治以润肺养肝，滋津复液，用三豆汤加味。

处方：赤小豆 10 克，黑豆 15 克，绿豆 15 克，蝉花 15 克（无蝉花可用蝉蜕），赤芍 10 克，枸杞子 15 克，乌梅 15 克。冰糖少量为引。

二诊：上方服三剂后，皮肤发痒已止，原方赤小豆易扁豆加石决明、广木贼、鸡肝一个。

三诊：上方服十二剂，视力逐渐恢复。

例三　李姓男孩，年 4 岁。麻疹已靥。但发热持续不退（体温 38 摄氏度左右），且咳嗽，自汗，喘促，脉弦数，舌红苔黄腻质干。诊为疹毒未尽，复受热邪，郁遏肺经，治以清热解毒平喘，方用三豆汤合二仙汤。

处方：淡豆豉 10 克，黑豆 15 克，绿豆 15 克，桑叶 10 克，黄芩 6 克，杭芍 15 克。

二诊：上方服二剂，热退喘咳止。仍用三豆汤，淡豆豉易赤小豆，减黄芩、杭芍，加乌梅 15 克，用冰糖少许为引，调理而愈。

例四　杨某，女，21 岁。发热三日，头胀痛，继之头面漫肿，颜面灼热疼痛。舌红少津，苔薄白起芒刺，脉数。口臭，便秘。西医诊为颜面丹毒，转中医诊治。证系风温犯肺，三阳经郁热，肺胃气机阻滞，表里俱热，治以清热解毒，疏通气机为主，方用三豆合升降散。

处方：赤小豆 15 克，黑豆 20 克，绿豆 30 克，僵蚕 15 克，蝉蜕 10 克，姜黄 10 克，大黄 6 克，桑叶 10 克，紫草 6 克。

二诊：上方服二剂，便通，头面肿势渐消，热减退。方用三豆汤加味。处方：赤小豆 15 克，黑豆 20 克，绿豆 30 克，紫草 6 克，焦楂 30 克，生石膏 30 克，银花 10 克，连翘 10 克，僵蚕 10 克。

三诊：上方服二剂，颜面肿势全消，且脱皮屑。此时出现虚烦不眠，苔芒刺已退，转现舌红少津。用三豆汤合温胆汤加山萸肉 15 克，乌梅 15 克，桑叶 15 克，调治而愈。

例五　张某，男，41 岁。发热 39 摄氏度，已三日，左下肢膝关节以下红肿灼热疼痛，逐渐向下蔓延至足背，行走不便。西医诊断为急性蜂窝组织炎，转服中药治疗。察舌红，苔黄厚腻，脉弦数。全身酸困，尿短赤。诊为风湿外束，肺胃湿热。治以清热、解毒、化湿为主，方用三豆汤加味。

处方：淡豆豉 15 克，黑豆 20 克，绿豆 30 克，银花 15 克，连翘 15 克，生石膏 30 克，枳实 10 克，焦楂 30 克，僵蚕 10 克，紫草 10 克，桑叶 15 克，白茅根 10 克。

二诊：上方服三剂，热退，下肢红肿灼热疼痛大减，且能行走。继以三豆汤加祛风除湿剂。

处方：赤小豆 15 克，黑豆 20 克，绿豆 30 克，土茯苓 15 克，苡仁 30 克，蝉蜕 10 克，独活 6 克，赤芍 15 克，枳壳 10 克，牛膝 10 克，荆芥 6 克，连翘 15 克，川芎 6 克，柴胡 6 克。

三诊：上方服二剂，下肢红肿疼痛全止，病已减去七八。脉由弦数转缓。继用三仁汤合三豆汤祛湿解毒，调治而愈。

例六　方某，女，48 岁。经期前后，皮肤发痒，虚烦不眠，潮热，心烦，手足热感较重。此证已持续三年，近半年来，发作更甚。脉细数，舌红少津。诊为肝阴虚损，肺燥生风，治以三豆汤加滋肝润燥之品。

处方：淡豆豉 15 克，黑豆 20 克，绿豆 30 克，枸杞子 15 克，山茱萸 15 克，乌梅 30 克，竹茹 6 克。冰糖少许为引。

二诊：上方服后，潮热及手足心灼热已止。嘱仍用原方，每周服二至三剂，继续调治以巩固疗效。

例七　李某，女，41 岁。潮热，失眠，动则自汗，手足心灼热，已一年余。西医诊断为自主神经功能紊乱，遂转服中药。察其脉细数，舌润无苔。诊为心阴虚损，肝阴不足，用三豆汤合生脉饮加味。

处方：扁豆15克，黑豆20克，绿豆30克，太子参30克，麦冬15克，五味子10克，山茱萸15克，橘络6克，乌梅15克。冰糖少许为引。

二诊：上方服十余剂后，汗止，潮热退，且能安睡。嘱患者可以守方间断服用，以巩固疗效。

四、结语

从三豆汤及其加减方在临床上的使用情况看，可归结为以下几个方面：

1. 抗病毒　如用治麻疹、腮腺炎等。

2. 抗细菌　如治疗细菌性肺炎、支气管周围炎、扁桃体炎、蜂窝组织炎等。

3. 增强机体免疫机制　如用于预防麻疹、预防流感等。

4. 解毒　如用于药物、食物中毒等。

5. 调节自主神经功能　如用于妇女更年期综合征等。

综上所述，病虽不同，但根据异病同治的原则，三豆汤及其加减方所治各症，都是由于阳邪伤津，导致机体津液耗损而出现之热证、燥证，临床表现虽各有不同，但燥热伤津是其共同的病理变化。这是制方的理论根据，亦即中医辨证施治的一条重要原则。

此外，本方还具有简、便、廉、验等优点，随处可得，不需加工炮制，临床使用确能取效。

麻黄人参芍药汤治验

　　麻黄人参芍药汤系李东垣《脾胃论》所载之方剂。原书本用治虚热吐血，而余用于虚热感冒及虚热咳血，经数十年临床实践证明，效果亦佳。凡证属气阴两虚，外受寒邪，症见畏寒发热、咳嗽、痰中带血，舌润略腻，脉紧或弦紧，经服止血、凉血之剂而咳血不止者，采用此方，轻者一至二剂，重者三剂，即可收到热退咳血并止之效。

　　本方因有麻黄、桂枝，易使人产生顾虑。一畏麻黄发汗，因仲景有"亡血家不可发汗"的禁忌；二畏桂枝动血，既已咳血，再用桂枝则犯"血家禁桂"之戒。为使这一有效之方不致湮没或误解，特论述如下：

　　咳血一证，除内伤所致者外（非本方适应证）多因六淫之邪所致。其中如风、暑、燥、火等阳邪所致咳血易辨，若气阴两虚外受寒邪所致之咳血，则每易忽视，临证若不宣散寒邪，见血止血，概以清热凉血为治，势必关门缉盗，迁延时日，变生他证。诚然，如果咳血只用单味麻黄、桂枝，显然也是不对的，但经过恰当配伍，功效则异。本方之所以能收止咳止血退热之功，系与

《内经》"夺汗者无血，夺血者无汗"之理论有关。方中麻黄、桂枝，解表以宣散外入之寒邪，参、芪、甘草补益脾肺，固卫实表，归芍养血敛阴止血，五味、麦冬养阴生津，收敛肺阴。全方组合，外能散表寒而固卫气，内能润肺生津、养阴而清虚热以止咳血。全方具调和阴阳、气血，协调肺脾，尤妙在麻黄、桂枝之辛温宣散，入于补气血养阴液之品中，能起到散补兼施，使麻黄、桂枝不致宣散太过，即使寒邪有向外宣散之机，又固液敛阴而收止血之效。此方既扶正又解表，既养血又止血，不仅可治气阴两虚外感风寒，亦可治疗体质虚弱，虚热内蕴，外受寒邪的咳血。但治咳血，余每于方中加炮姜一味，与方中甘草相配为炮姜甘草汤，苦甘化阴，可增强止咳血之作用。此方原剂量过轻，特更改如下：

炙麻绒6克，苏条参30克，杭芍15克，桂枝10克，麦冬15克，五味子10克，当归15克，黄芪15克，甘草6克，炮姜9克。

上方曾治疗气阴两虚者受寒所致之发热、咳血患者百余例。经用凉血止血之剂无效者，用此方均收到热退咳血并止之效，诚治咳血之良剂。但是，如属风热犯肺及肝火犯肺等所致之咳血，则非本方所宜。

牙痛论治

牙痛为临床常见疾患之一，虽属小恙，亦能影响工作。此证由于病因各异，处方用药必须辨别寒热虚实，不能执一己之偏见，专主清凉或专主温热。有关牙痛辨证论治，概括分为四型，简述于下。

一、寒闭型

此属寒入少阴经，少阴属肾，肾主骨，齿为骨之余。患者牙痛绵绵不休，痛引头部，得温痛减。多现面青无神，齿龈不肿（齿龈属阳明胃经分布范畴，龈不肿非胃热所致，此为辨证要点）。脉象多沉或沉紧，舌多淡润或滑润，时见畏寒。法当温经散寒止痛。

处方：川附片 30 克，麻绒 6 克，细辛 3 克，防风 6 克，炒骨碎补 10 克，生姜 3 片。

方中附片温少阴之经脉，促进血行，麻、辛助阳散寒，防风祛风止痛，骨碎补温肾助阳。生姜走而不守，辛温散寒。全方温经散寒，宣畅气机，可达"通则不痛"之功。用治寒入阴分，阴邪上犯所致之牙痛甚佳。

二、胃热型

《证治准绳》谓，"上龈属足阳明胃"，"下龈属手阳明大肠"。此型多现上下牙龈红肿疼痛较剧，牵引头部，恶热，口渴，烦躁不安。舌红，质干，苔黄腻，或现口臭。便秘，尿短赤，脉象多洪数，或弦数，系阳明伏火与风热之邪相搏，风火上乘所致。法当清热泻火，可予泻黄散或清胃散。

泻黄散：藿香6克，栀子9克，防风9克，生石膏30克，甘草6克。清酒数滴、白蜜一匙为引。若加蜂房10克，骨碎补30克，其效尤佳。

方中生石膏泻阳明胃火，防风发中焦伏火，栀子泻心、肺、三焦郁热。藿香理气调胃，使伏热得清，胃气不伤。甘草泻火调胃。尤妙在酒性升提，蜜性润降，一升一降，能引诸药上行，直达病所，引上炎之火邪得以下降，牙痛得止。

清胃散：生地30克，当归15克，粉丹皮10克，川黄连6克，升麻10克，生石膏15～30克。

此方用于胃有积热，牙龈出血，红肿溃疡。黄连、石膏泻脾胃实火。因胃乃多气多血之腑，胃中积热，易导致血分瘀血，故用当归活血，生地、丹皮凉血养阴。升麻为阳明引经药，具有清热解毒、升清等作用，佐黄连、石膏宣达郁热。诸药共呈清宣胃火、凉血养阴之效，使实火得清，则血不妄行，阴液得养，则溃疡自除。

凡牙痛由脾胃伏热引起，未涉及血分者，用泻黄散；由胃中积热引起，血分亦热者，用清胃散。前者苔多腻，后者舌质多红，无苔或少苔。

三、肝肾阴亏

此型牙痛多半时剧时缓，夜间痛甚，牙龈无红肿之象，但心烦，潮热，或尿短赤，舌质多红，少苔，脉多细。法当育阴清热祛风。兼虚火上越者，脉多细数。可予以下二方：

第一方——生地骨碎补汤：骨碎补30克，生地30克，薄荷6克，细辛6克，蝉蜕10克，天麻15克，粉丹皮10克，焦黄柏10克，桑叶10克，乳香6克，秦艽6克，露蜂房10克，甘草6克。

此方系余自拟经验方，不仅用于阴虚有热之牙痛，并可用于阴虚所致三叉神经痛，其效亦佳。

方中骨碎补益肾行血，固精髓，镇牙痛；生地、丹皮凉血养阴；露蜂房祛风；细辛散寒止痛；乳香疏利散瘀，活血止痛；蝉蜕、桑叶、薄荷、秦艽以祛风热；黄柏滋水泻火；天麻息风镇痛。

寒温并用，以达育阴清热而止痛。

第二方——当归石决明散：当归 15 克，石决明 30 克，龟板 15 克，磁石 30 克，女贞子 15 克，杭芍 15 克，茯苓 15 克，粉丹皮 15 克，细辛 5 克。

此方治肝肾阴亏导致虚火上越之牙痛，具有养肝肾、潜阳息风之效。较六味地黄丸仅具养肝肾之阴之作用者，疗效较理想。

若阴虚兼有风热者用第一方；阴虚兼有肝血不足和虚火上越者可用第二方。

四、肾阳虚

此型多属老年肾精虚亏，相火浮越。牙痛特征：疼痛不剧，昼轻夜重，绵绵不休，无牙齿红肿之象，舌质多青，苔淡润多津，脉多沉或沉弦。治宜温阳固肾，余常选用桂附八味丸，改为汤剂，选上肉桂以引火归原。

如肾阳大虚，面青畏寒特甚，选用白通汤加北细辛。热药冷服，取其反佐。

以上四型牙痛为临床所常见者。因治验病案甚多，不便一一列举。仅提出以上分型论治之理法方药，供临证选取。

附：龋齿（虫牙）

此型疼痛较剧，可因冷热或刺激性食物而诱发。可选黄坤载柴胡桃仁汤效果较好。

　　处方：柴胡 10 克，桃仁 10 克，生石膏 20 克，炒骨碎补 20 克。

　　方中柴胡调气舒郁，配骨碎补镇痛，桃仁行血逐瘀而缓痛，生石膏清热泻火。此方用于缓解龋齿疼痛，有立竿见影之功效。

医案篇

外感·时疫

一、麻疹

麻疹为小儿常见传染病之一，发病多在冬春季节。由于冬末阳气升发，春季又属肝木主令，如肝气疏泄太过，肺气失其肃降，加之小儿胎毒内蕴，脏腑娇嫩，形气未充，皮毛疏薄，卫外机能不固。当此之际，温邪易犯肺窍，肺主皮毛，以致发为麻疹，故昔人有"疹属火毒，由于胎毒蕴积，独禀肺经为病"，"麻虽胎毒，多带时行，脏腑之伤，肺则为甚"，"麻疹往往兼时气传染而成"等论述。说明麻疹多为火证、阳证，并带有强烈的传染性，故多属有余之证，用药多主清凉。但仅列证方，尚缺乏病理机制之论述，至于不足之症及救逆之方则记载较少。正如龚子才《寿世保元》所说："世知痘症所系之重，而不知疹子杀人尤甚，方书轻忽而不备，良可太息矣。"虽然麻疹多发于冬春季节，属阳证者固然居多，但若执古人之说而不细审小儿体功（机体功能）之有余与不足，仅着眼于阳邪为患，概主清凉，不免有误治变证之虞，或忽视病原性质，仅着眼于小儿机能较弱，概主辛温，亦可导致险逆之变。因而，临床上，由于过清、过温出现险逆之证者，屡见不鲜。余经四十余年之临床实践，对麻疹一证，首辨阴阳，细察患儿体质强弱。何证为阳？何证为阴？阳证有阳证之依据，阴证亦有阴证之依据。兹将余对麻疹一得之见及辨证处方要义略述如下，并附医案四则。

（一）属阳证者

此型患者，虽有风闭、火闭、食闭之分，但多表现为有余之证（实证）。如高热、面赤、唇燥、咳嗽、涕泪交流，脉多洪数，疹色鲜明红润，多属顺证。当疹出隐约酝酿之际，余采用下列数方：

1. 升麻葛根汤加味

升麻葛根汤出自《太平惠民和剂局方》，余用此方加芫荽、小枣，治疗麻疹初起。

升麻 6 克，葛根 10 克，白芍 6 克，甘草 3 克，芫荽 5 棵，小枣 6 枚。（为 3 至 5 岁量。下同）

此方为足阳明胃经之药，阳明为表中之里，多气多血。麻疹无论火闭、风闭、食闭，均能使气机壅滞，肺失宣降，疹难外达，转变叵测。方中升麻、葛根辛轻之品，辛能达表，轻可去实。升麻还有解毒功效，白芍敛阴益血，甘草、小枣调胃和中，芫荽气味芳香具升发之性，对气机壅滞，肺气不宣之风闭，尤为贴切。麻疹初起，不可妄投苦寒以攻伐其里，亦不可过汗致虚其表，用是方则无此弊。

2. 清金一贯饮

荆芥 6 克，前胡 6 克，枳壳 6 克，桔梗 6 克，赤芍 10 克，青皮 5 克，牛蒡子 6 克，黄芩 3 克，木通 3 克，甘草 3 克。

方中荆芥理血祛风，枳壳利气，青皮、赤芍养肝舒郁，前胡利气化痰，木通上能清心降火、下能畅达血行以导伏热从小便而出，牛蒡子疏散风热、宣肺透疹、消肿解毒，黄芩清肺热，桔梗载药上行，舒肺窍以达表，甘草调和诸药而和中。可加薄荷少量，取辛凉达表，疹易外透；如兼食闭，症见呕吐者，加神曲、焦楂以化腑热，消食导滞，宣畅气机，促疹外透。

3. 二仙汤

黄芩 6 克，白芍 12 克。

此方出自《寿世保元》引刘孟门方。治疗麻疹既出复没，或出不尽，心慌，哭啼不止，十分危急，死在须臾，或下痢腹痛。

余用治麻疹火闭，症见高烧，咳剧，气粗体实，病邪较甚，症从火化，脉洪，舌紫，口干思水，烦躁不安，为火热毒邪太甚，表里俱亢之证。黄芩清肺火以制肝木之疏泄太甚，白芍和血养肝以防肺火太甚，肝阴受损。此方可以两者兼顾，药虽二味，取效较良。

其次，此症亦可用麻杏石甘汤或白虎汤治疗。

若热伏营血，壮热神昏，疹色紫黑，余尝用犀角地黄汤加黑豆、绿豆、黄芩，方中白芍改赤芍。犀角清心火而解热毒，为主药；生地凉血而滋阴液，佐犀角以解血分热毒；赤芍入血清热，配丹皮凉血散瘀；加黑豆养肝，绿豆清热解毒，与黄芩相伍，更增清解热毒之功。

4. 扁鹊三豆饮加味

黑豆 9 克，绿豆 10 克，淡豆豉 9 克，桑叶 6 克，薄荷 6 克，芫荽 3 棵，香菌脚 3 克。

方中所用之豆，为粮食类药物，具冲和之性而益中，兼有养肝润肺解毒之功。加桑叶、薄荷疏肺达表、解散风热；芫荽、香菌脚透疹外出。此方不仅用于麻疹顺症初起，亦用于风闭、火闭、食闭之较轻者，勿以药性平淡而忽视之。

此外，民间常用单方，如紫背浮萍，有透疹之力，香菌脚具升发之性，小枣养胃阴，公鸡冠血亦具升发透疹之作用。四药合煎，可用于疹出不畅者。

以上介绍之方，除犀角地黄汤外，均适用于顺症，临床可根据症情斟酌选用。总之，应以透疹外达为目的。

在出疹过程中，如出现胸闷、心烦，乃疹出未透之故。所谓"胸闷一分未减，疹出一分未透"，此辨麻疹顺逆之关键，实属要诀，临证尤须切记。当此之时，非上述诸法所可奏效，必须视症情另谋应变之策。

（二）属阴证者

此型患儿多现不足之象，如发热不高，面色青暗，虽咳不剧，疹色暗淡，神倦、息短，舌淡润，脉沉或沉紧，或发热三四日后，疹现不多。此系体功不足之寒闭征象，余用治少阴病，脉沉细、但欲寐、反发热之麻黄附子细辛汤温经达表、透疹为治。

处方：川附片 15 克，麻绒 3 克，细辛 3 克。

若小儿体质偏虚，发热有汗，麻疹欲出未透，余用三豆饮加味治之。

处方：黑豆 10 克，绿豆 10 克，赤小豆 10 克，潞党参 15 克，黄芪 10 克。

三豆和肺养肝益胃，加参、芪鼓动脾肺之气以助疹透达。

若小儿元气不足，疹出旋即内陷，脉沉面青，咳喘，余用麻黄附子细辛汤加潞党参、黄芪、公鸡冠血为治。

处方：黑附片 30 克，麻绒 3 克，细辛 3 克，潞党参 10 克，黄芪 10 克。公鸡冠血数滴为引。

此方具有鼓动真阳，托内陷之麻疹外出之效。

若疹刚出即内陷，症见四肢逆冷，面青，脉沉者，余用四逆汤加黑豆、公鸡冠血，扶阳抑阴，温肺透疹，或用白通汤交阴阳，亦托疹外出之法。

若心阳不足，阴寒闭塞，疹出隐没，或疹出即内陷者，可用麻黄附子细辛汤加生姜、桂枝、川芎，温扶心阳，托疹外出。

再有疹出复兼吐泻，腹痛，口不渴者，是脾胃虚寒所致。轻症可用六君汤加黑豆，或用理中汤加黑豆；重症宜用四逆汤回阳救逆，先其所急为治。

关于疹靥之后，有发热持续不退，有突发喘促，有久咳不止等情况者，其治疗方法如下：若疹靥后，发热持续不退，症见心烦，不眠，治宜育阴清热，用黄连阿胶汤（黄连、黄芩、杭芍、阿胶、鸡子黄）；若发热不高，久热不退，乃阴阳并虚，可用芍药甘草附子汤（杭芍、甘草、附片），使阴阳互济，则久热可退；如肺燥津虚，久热不退，予上述二仙汤重用芍药，清热润燥而滋液。

若疹靥后，突发喘促鼻扇、声哑，鼻如烟熏，脉微肢冷，此乃脏气不足、津液枯涸、元气暴脱之象，宜速用参附汤（白洋参、附子），以固元气而滋阴液。

若疹靥后，久咳不止，系肺阴不足，胃阴大虚，余用干姜甘草汤（干姜改用炮姜）加天冬、五味子、白蜜，润肺燥，养胃阴，使肺燥得润，胃阴得养，则肺胃之气自降，而久咳可止。

总之，麻疹一症，顺症易治，初起之时，投以轻清解表之剂，宣肺经郁热，疹即易透。若护理得当，甚至不需服药，数日后疹出顺透即渐消退。至于险逆之证，多系元阳元阴不足，或用药不当，致疹子不易透出，反而内陷。此以患儿体功不足者多，因而属阴证者不少，阳证亦有，临床施治，应把握阴阳，治疗法则各有准则。下附医案四则：

例一 施某，男，一岁半。麻疹初起，面青神迷，体温不高，疹色淡，呈块状，脉沉细，舌淡润。此寒气闭阻，心肺阳虚，故疹不易外透，法当以扶心阳、鼓动气机为治，处以麻辛附子汤加味。

处方：附片 30 克，麻绒 5 克，细辛 2 克，桂枝 6 克，生姜 2 片。

二诊：服一剂，疹出不多，仍呈块状。此因元气虚极，药力不足，予白通汤交阴阳，促疹外达。

处方：附片 30 克，干姜 5 克，葱白一茎。

三诊：服一剂后，翌日疹点全透，此时体温不仅不退，反而增高。按麻疹一经疹点出齐，体温宜逐渐下降者为顺。此症疹子出齐，体温反增，系肝肾两虚，元气不能收纳，气机涣散之险证。当此之际，急应扶阳滋阴，调平阴阳，予芍药甘草附子汤加黑豆。

处方：附片 30 克，杭芍 10 克，甘草 6 克，黑豆 10 克。

四诊：上方连服二剂，热退身凉，疹子渐靥。予三豆汤加味，和肺养肝而愈。

处方：黑豆 10 克，绿豆 10 克，赤小豆 10 克，乌梅 3 枚。冰糖为引。

例二　代某，男，2 岁。发热三日，面青、神迷，尿清长，脉沉，疹子隐约不显，疹色晦暗。法当温阳通经，宣肺透疹，予以麻辛附子汤加味。

处方：附片 30 克，麻绒 4 克，细辛 3 克，桂枝 6 克，川芎 5 克，生姜 2 片。

二诊：上方服一剂，发热减轻，疹子全出，且色鲜明，翌日突然吐泻大作。痧兼吐泻是中焦脾阳虚弱，此时若不急扶中阳，将有导致下焦元气暴脱之危险。急予理中汤加黑豆。

处方：党参 15 克，白术 9 克，生甘草 6 克，干姜 6 克，黑豆 10 克。

三诊：服一剂，吐止，但仍有水样便，脉仍沉，重按无力。此下焦元阳不足所致，予以桂附八味汤收纳元阳。

处方：附片 30 克，上肉桂 6 克，熟地 9 克，茯苓 15 克，怀山药 15 克，粉丹皮 6 克，泽泻 9 克，山萸肉 6 克。

四诊：服二剂，泻全止，痧渐靥。易方以六君汤加黑豆、白芍调治而愈。

例三　陈某，男，3 岁。麻疹出顺利，但迨麻疹渐靥之时，突现喘促，鼻扇，鼻如烟熏，声哑，咳嗽，但不发热，脉细。细审此证，因疹出较厚，脏气不足，津液耗散太甚，急投予参附汤以挽救将脱之元气，并益气阴。

处方：西洋参 10 克，附片 15 克。

二诊：服一剂，喘平，鼻扇亦止。予生脉散加味，收纳元阴，益气生津。

处方：白洋参 10 克，麦冬 15 克，五味子 10 克，枣皮 15 克，乌梅 3 个。冰糖为引。

此方连服三剂，上症悉平。

例四　杨某，女，13 岁半。麻疹靥后，咳嗽不止，历时一个月，来室就诊。症现面浮、唇青、舌干无苔，脉弦细。此为肺脾两虚，予以炮姜甘草汤加味。

处方：炮姜 9 克，炙甘草 10 克，天冬 10 克，五味子 10 克，白蜜 1 匙。

痧后久咳不止，肺脾两虚。炮姜甘草汤辛甘化阳，为温脾复阳之剂，加麦冬、五味、白蜜，滋肺复津。

二诊：上方连服三剂后，咳止，面浮亦消。予生脉散加乌梅、冰糖、枣皮，益气复津，调治而愈。

【按】上述医案四则，治法均属变局，附志于此，以备参考。临证应根据证情灵活处理，勿为常规常法所限；否则，墨守成法，难以取效，或导致误治。此又不仅麻疹一证为然也，如《幼幼集成》所谓"麻疹发热吐泻纯属热证，不可作寒论"之说，此其常法，但不可拘执。余治"例二"，麻疹兼吐泻属中阳虚寒所致，此属变局，若不急予理中、桂附八味之剂，则有下元暴脱之虞。故医者临证，不仅知常，更应知变，知常达变，庶可免于胶柱。

二、暑温夹疠

叶某，男，30岁。于1949年盛夏，发热不退，已月余，经西医治疗热仍未解，延余会诊。症见：卧床不起，面垢而黄，双目发黄，壮热烦渴，自汗出，身重。舌苔白腻，右脉洪大有力。因病发于七月，节令正当大小暑之际，系暴感暑热之气所致。吴鞠通云"暑兼湿热，偏于暑之热者为暑温"，然病势既暴，必夹疠气为患，乃断为暑温夹疠。症既见壮热、烦渴、汗出、面垢，右脉洪大有力，乃热邪内伏，与《伤寒论》白虎汤证相似。予白虎加苍术汤。

处方：生石膏30克，炒知母9克，炒苍术6克，粳米15克，甘草6克。

方中石膏清肺热、泻胃火，知母清肺热、育肾阴，甘草、粳米和中护胃气，苍术燥湿辟秽。诸药合用，共奏清热除烦、燥湿解暑之功。

二诊：药后烦渴、发热减轻，脉由洪大转弦细，舌苔微薄，尚有口渴、心烦、微热。证属暑热内闭，宜清热除烦，透热外出，改予芳香散。

处方：僵蚕 6 克，蝉蜕 6 克，生石膏 15 克，玄参 15 克，苦参 4.5 克，烧神曲 9 克，荆芥 6 克，茯神 15 克，焦栀子 9 克，炒黄芩 6 克，炒川连 2 克，黄柏 6 克，天花粉 9 克，甘草 4.5 克。

方中僵蚕、蝉蜕皆清化之品，涤疠除秽；苦参清热燥湿，玄参清火退热而养阴；合以石膏、黄芩、黄连、黄柏、栀子，增强退热之效。经云"火郁发之"，用荆芥以透热外出，天花粉生津止渴，神曲消食化秽，茯神安神，甘草顾胃和中，调和诸药。

三诊：服一剂后，发热烦渴顿减，苔腻全退，舌质转紫，已现津虚本质，此郁遏之伏热外露，佳兆也。唯大便秘结多日，里急腹痛，由热郁日久，内结为患，应当急下，用《伤寒六书》黄龙汤加减。盖本证虽属温热，然因病程已久，热结于里，灼伤津液，肠液枯涸，若专以攻下泻热，则不免有"病去人亡"之虞，故拟攻补兼施之法为妥。

处方：酒炒生地 15 克，当归 15 克，大黄 6 克，潞党参 15 克，芒硝 6 克，厚朴 6 克，炒枳实 6 克，甘草 4.5 克。白蜜 3 匙为引。

此方乃大承气汤加味而成。方中生地养阴生津，酒炒后尤能活血；配以潞党参、当归补气生血；甘草和胃，更加白蜜滋养胃阴而润燥。如此组合，集扶正攻邪于一方，则攻邪而不伤正，扶正而不碍邪，方与证衡，自属相得。

　　服药一次，便稍通，然不甚畅；服二次，小腹急胀，随即下黑便甚多，间有血块。可见若迁延失下，姑息养奸，势必阳盛阴亡，有生命危险。今患者虽神形倦怠，然发热月余，烦渴虽解，自觉轻快，但汗出不已，形体消瘦，下午微热。处以补血养阴之剂调理。不料其家属请某医处以附片、鳖甲、杭芍、元肉之方插服，服后烦躁不安，此乃病退阴亏，不耐扶阳，虽上方亦有养阴之品，但在阴亏阳盛之际，投以附片等物，终不相宜也。复延余诊，纯从养阴立法。

　　处方：酒炒生地 15 克，龟板 15 克，金石斛 9 克，五味子 2克，牡蛎 15 克，焦黄柏 6 克，炒川连 2 克，玉竹 9 克，麦冬 9克，玄参 15 克，阿胶 9 克，知母 6 克，甘草 4.5 克。

　　全方主旨在养肺胃之阴液。五味子、牡蛎敛汗育阴；阿胶补益肺津，滋益肝肾；龟板益阴滋水；玉竹、麦冬、石斛和玄参生津润燥；少佐黄连以降心经之浮热，加黄柏泻火而坚肾。服后，烦定汗收。继以大剂补阴煎，重用龟板、熟地及知柏八味，重用怀山药调理数剂而告痊愈。

　　【按】暑温易夹疠气，本案病虽月余，热邪羁留气分，证似白虎，因予白虎加苍术汤，药后热势缓解，继用芳香散透热外出，诸症顿减。然因热邪郁结既久，阳明腑实，非攻下无以捣其巢穴；但久热伤阴，正气也虚，不养阴扶正，则难任攻下。两全之策，只有攻补兼施，黄龙汤是理想之剂。攻下之后，本来补血养阴即可痊愈，但病家易医更方，兼用扶阳，致有一时之变。说明暑温病至后期阴虚生内热，内热必伤阴，形成恶性循环。阴虚者必滋养之，此千古不易之法。病非阴阳两虚，故不必阴阳双补，否则，画蛇添足，反而偾事。

三、夹阴伤寒

陆某，男，50余岁。于1943年夏，因发热不退，住某医院，经西医诊断为"肠伤寒"。用西药治疗无效，又用小柴胡汤加二陈、生地、牡蛎、丹皮之类，病势日趋沉重，已二十多日，乃请余诊治。症见：高热无汗，面色晦滞，声低懒言，项背强痛，时见惊惧，舌苔厚腻而滑，口不渴，脉沉迟而紧。据症分析，患者病程虽达二十多日，尤高热无汗，项背强痛，显系太阳未解。然面色晦滞，脉沉迟而紧，声低懒言者，又属表邪闭甚而里气不足所致。不足者，即"气怯"之意也。余询之，患者病作之初，又犯房劳，因而致有里气不足之象。舌苔厚腻，则系湿邪郁甚。此症初起即应以汗法解表，若汗之得当，邪随汗解，万不致迁延时日，愈演愈烈，至于此极。患者当前所现症状，原系太阳、少阴两感证，初起误治，专从和解少阳着眼，屡用小柴胡加减，何能胜任！且生地、丹皮之阴而敛，牡蛎之涩而收，柴胡之升而散，黄芩之清而降，不但不能尽其解表之功，反足以抑减体功之抗力。

肌腠愈闭，致使体温愈激愈高，神明将濒于混乱，心机亦日趋衰弱，故时见惊惧。斯时据理而立法遣方，固宜解太阳之表，温少阴之经，而予麻黄附子细辛汤；但又考虑病势初起，前医屡用柴胡一升再升，今时见惊惧，若循规再用麻辛之升散，恐致心神飞越之不良后果。两全之策，唯有温扶肾阳，开太阳气机，引病邪由里达外，遂决定用自拟之附子桂枝独活寄生汤。

处方：附片60克，桂枝9克，桑寄生9克，杭芍9克，法半夏9克，茯苓15克，独活6克，防风9克，川芎6克，台乌9克，陈皮6克，烧生姜3片，甘草6克，大枣3个。

方中附片、桂枝、白芍、甘草、生姜、大枣用以温经散寒通络；陈皮理气健脾燥湿，合与茯苓增强健脾利湿之功，法半夏降逆止呕，燥湿化痰；台乌行气、散寒，川芎活血行气，二者合用增强行气止痛之功；防风、独活祛风胜湿、行痹止痛；桑寄生补肝肾、除风湿。

处方毕，特语其家属曰："此症之转机，若能由阴转阳，阳回阴消，则属易治，似此发热不退至二十余日，将来恐不免白痦红斑接踵而发。此方主旨，即在导邪外出，庶免肠壁穿孔之患。"

次日复诊：服药后，神形较安，唯发热如故。仍守原方加重附片至90克。三、四诊均守原方另加怀牛膝9克，杜仲15克，金毛狗脊9克以温壮元阳而疗其腰脊之痛。

五诊：用大剂白通汤鼓舞气机，交通心肾之阳。

处方：附片 120 克，干姜 15 克，葱白 3 茎。

前数方服后，均未得汗，服大剂白通汤一剂后，始濈然汗出，足见表邪固闭之甚，非大剂温里通阳不能逮也。两周来均未大便，近五日所服之方，均以附片温壮元阳，强心益火，增强体功抗力为主。

六诊：服白通汤一剂后，虽已得汗，里阳渐回，发热未退，然全身痛楚大减，神气转佳，惊惧已平，面色润泽。病已由阴转阳，脉现洪大有力。烦渴思饮，病者已由初之形气俱怯转为形气皆盛，实乃预后良好之征兆也，乃用《伤寒论》白虎加人参汤。

处方：西洋参 9 克，生石膏 15 克，炒知母 9 克，甘草 6 克，粳米 15 克。

七诊：服上方后，烦热缓解，且得安眠。果然胸间隐隐出现白㾦，足征肺郁已宣，唯胸闷脘痞殊甚，不大便已十余日，脉仍有力，热传于胃，腑气已实，可下之征备矣。

西医治疗"肠伤寒"，便秘禁用下法，下之则因肠蠕动过剧而引起肠出血等危症。然只要具备可下之症，未尝不可用下，故毅然用大承气汤。

处方：大黄 9 克，元明粉 9 克，厚朴 9 克，枳实 9 克。

八诊：药后排出臭粪甚多，十余日来之积垢大为荡除。唯白㾦仍续出，并现呕吐。此非大承气汤下后之变，系患者胃气初复，寒热失调所致。给以调和胃气，方用《伤寒论》半夏泻心汤加减。

处方：法半夏 9 克，炒黄连 3 克，炒黄芩 6 克，潞党参 15 克，神曲 9 克，鸡内金 9 克，麦芽 15 克，干姜 12 克，甘草 6 克，大枣 3 个。

此方原治伤寒下后，胸满不痛之痞证，身寒而呕吐之主方。方中法半夏止呕逆、散结气，芩、连消痞，参、草、姜补脾和中以通上下而交阴阳，加神曲、麦芽、鸡内金消导积滞。

九诊：诸症均减，饮食渐增，但发热转为潮热，神倦，胸稍闷，又四日未大便，时有恶寒。此邪热有余而阳气不足也。《伤寒论》"心下痞，而复恶寒汗出者，附子泻心汤主之"，正符此候，乃予是方治之。

处方：附片 60 克，大黄 6 克，黄连 3 克，黄芩 6 克。

心下痞，胸闷不舒，虚热内伏也。恶寒者，阳虚于内也，予泻心汤攻痞通便，加附子以助阳。

十诊：服后便通，周身旋出红斑，色甚鲜艳（若色黑，则系胃阴枯绝，难治也）。前于胸间所发白痦，今已全退。患者至此，神形倦怠，骨瘦如柴。宜保津液、养胃阴为治。处以下方：

处方：生地 15 克，熟地 15 克，麦冬 9 克，天冬 9 克，陈皮 6 克，白洋参 9 克，知母 6 克，粳米 15 克，犀角 3 克，甘草 6 克。

十一诊：服上方后，神气转佳，饮食增进，旋又潮热鼻衄，此肺胃余热未尽，血热妄行。宜清肺胃郁热，凉血止衄，方用扁鹊三豆饮加减。

处方：黑豆9克，绿豆9克，焦栀皮3克，扁豆9克，桑叶6克，枇杷叶9克，连翘9克，麦冬9克，枳壳6克，藕节5个，竹茹6克，甘草3克。

十二诊：上方服一剂，鼻衄即止，潮热亦退，续以养阴润燥滋养之剂调理。方用上方加减。

处方：黑豆9克，绿豆9克，扁豆9克，乌梅9克，冰糖15克（分3次同煎）。

上方连服五剂，诸证痊愈。

【按】综观此症，病程较长，机转亦繁。概而论之，因患者表实里虚，抗力不足，故先用附子桂枝独活寄生汤、白通汤温扶。之后，患者体功由虚转实，即按祝味菊先生所说"治法以人体为主"，及"立法处方，不必细审为何细菌、何原虫，但了然于其病灶之所在，就体功反常之处以为调治南针"，毅然以白虎加人参汤清其肺胃之热，以大承气汤下其久滞不通之结热，白痦未尽，红斑旋出，邪势遂因之而渐衰。倘于此时因循坐误，必失良机。病者自服白通汤后，汗出溦溦，从未中止，是病邪外达，有利于减轻肠胃之壅热，此为顺症之所当然，亦即预后良好之征兆。在整个治疗过程中，用寒用热，悉以体气之盛衰而为定，在体功与病邪方面，则根据"体功重于病邪""阳气重于阴气"的观点，先着重调理体功及扶持阳气，使正气旺盛，抗力增强，然后再处以治病之方，总以救人为先。此余平生用药心得之一也。

另据此案，可知西医之肠伤寒亦未必都是中医的湿温证，临床辨证勿为病名所惑。

四、疟病阳气大虚

花某，男，28岁，在云南中越边境某地工作。新中国成立前其地多瘴疟，花某体质素亏，又加工作过劳，于夏秋之交感染瘴疟，经当地中西医治疗无效。病势日重，转来昆明就医，经西药抗疟，中医用中药小柴胡汤加常山、槟榔等，亦无效，乃来所求治。查其脉空而无根，舌苔白而厚腻，四肢厥冷。面青，指甲乌黑，目无光泽，白睛如有蓝雾上蒙，冷汗淋漓，毛发直立。其母代诉，患者背部时时恶寒，每日午后发冷，寒战不休，牙齿鼓栗，旋即发热，热则涕泪口涎俱出，如是已二月余。其家属甚为焦虑，惴惴不安。

析其病情，脉空无根者，肾阳大虚，体质亏损之至也。舌苔白而厚腻，乃寒湿内蕴，胃浊不化也。四肢厥冷者，生阳之气不能透达于四末也。太阳之经脉行于背部，太阳与少阴相表里，今少阴之阳衰，而阴寒之气窜于太阳之经，故背部时时恶寒也。午后为阴盛之时，阴盛则阳衰，故发冷加剧，寒战不休，齿牙鼓栗，乃沉寒痼冷之候也。肾之精华皆上注于目，肾精耗损，故目无光彩，如蓝雾所蒙。肾主五液，今肾气大衰，气不摄液，故冷汗淋漓，涕泪口涎俱出也。以上症状，皆肾阳过虚，阴寒过盛，元气欲脱使然也。本病关键在于肾阳大虚，尤其午后寒热交作如疟状，远较寒热往来之少阳证，病势更为凶险，此为阴阳不相维系之故也。本病虽以疟名，但不可按疟治，急应引阳归舍，整顿纲维，大固中焦，能得阴阳调和，则寒热可止。然病已拖延日久，实非易事，若再用小柴胡汤一类和解少阳，恐有阳脱之虞。宜急回阳救逆，用《伤寒论》四逆汤合白通汤。

第一方：黑附片 60 克，干姜 30 克，炙甘草 6 克。

第二方：黑附片 60 克，干姜 30 克，葱白 3 茎。

二诊：其母代诉，上方各服十二剂，病虽未增，亦无明显好转。家属疑惧。然此病确为阴寒重症，除四逆、白通大扶元阳外，别无他法。何以不效，非药不对症，乃病重药轻，不足以驱除阴寒之邪。仍守原方，将黑附片改用盐附子，加大剂量以增强回阳驱寒之力，嘱各服三剂。

三诊：患者自诉，服药后，犹如坚冰消融，泻下黑水甚多，冷汗渐收，手足渐温，午后寒热消失。此乃里阳得回，阳气渐充，弥漫满腹之浊阴得以消除。改以附子理中汤。

处方：黑附片 90 克，潞党参 15 克，白术 15 克，干姜 24 克，甘草 9 克。

四诊：服十剂，诸症均减，精神大有好转，面部及指甲转现红润之色。但背部仍感恶寒，脉沉细，舌淡苔白。改予《伤寒论》附子汤与桂枝汤合方。

处方：黑附片 90 克，潞党参 15 克，白术 12 克，茯苓 15 克，桂枝 15 克，炒杭芍 15 克，炙甘草 9 克，烧生姜 5 片，大枣 5 个。

五诊：服四剂，背部恶寒不除，再予温阳益气，脾肾两补之方。易方用四逆汤加潞党参，嘱服五剂，并加外治配合。

处方：黑附片 90 克，干姜 45 克，炙甘草 9 克，潞党参 15 克。

外用：生姜汁一斤，牛皮胶 120 克。二味熬成稀膏，摊于布上，贴背部肺俞穴。此膏张锡纯名为姜胶膏。原注云："凡因受寒肢体疼痛，或因受寒肌肉麻木不仁者，贴之皆可治愈。"其义如张氏所云："鲜姜之辛辣开通，热而能散，故能温暖肌肉，深透筋骨，以除其凝寒痼冷，而焕然若冰释也；用水胶（即牛皮胶）者，借其黏滞之力，然后可熬之成膏也。"此膏既能除"凝寒痼冷"，今借用于背部恶寒难除亦当有效。

六诊：经上述内服外贴后，背部恶寒全除，仍用四逆汤、白通汤、附子理中汤等调理，以恢复体功，病乃痊愈。

本病治愈全过程历时三月之久，服药百余剂，所用附片甚多。

【按】疟疾一病，《内经》记载颇详，经历代医家不断补充和发展，内容和治法十分丰富。然于阳虚方面，论述较少。中医治病，主要重视辨证，亦不忽略病名。如疟疾是病名，但不同的人，具体的病机不同，因而治法亦异。若只注意病名，而一再抗疟、截疟，不考虑患者体质，忽略人的机体功能，专以杀灭原虫为务，并非全面。本例虽为疟疾，但背部恶寒殊甚，午后寒战不休，结合色脉，阳虚之象十分明显。《灵枢·口问》云："寒气客于皮肤，阴气盛，阳气虚，故为振寒寒栗，补诸阳。"尤在泾亦云："几疟疾……多寒而久不解者，其人必本阳虚，法当甘温散邪，非干姜附子桂枝人参之属不能已也。"（《金匮翼·疟疾统论》）尤氏此语，实为经验之谈。

此外，还可看出，治慢性病，贵在"有方有守"，既确诊为阳气大虚之阴寒重症，则回阳救逆之法不可轻易改变，一经确诊，则宜持重守方，直至见功为止。

五、温疟

刘某，男，31 岁，在元江一带工作，平时身体壮实。1950 年夏初，身感不适，饮食减少，逐渐消瘦。每日午后微恶寒，继则发热，无汗，次晨热始退。如此迁延二十余日，精神疲惫不堪，乃来昆治疗。曾服用奎宁无效，又服过中药小柴胡汤等亦未效。查其脉弦而滑，舌苔白而腻。问其每日发作寒热之状，知其为温疟，病机在于湿邪壅滞，脾肺二脏之气机不和。弦为疟之本脉，滑为有痰积，故用小柴胡汤不能见效。因拟下方：

处方：川贝母9克，法半夏9克，潞党参9克。

此叶天士之半贝散，功在清火泄热，润肺祛痰，燥湿降逆，开郁调中。方中贝母润肺燥，半夏燥脾湿，党参补中气，刚柔相济，又得补中之运转，故只服三剂，二十余日之寒热竟退，不再发作。次日再诊，症虽消失，然舌苔仍白腻，脾湿尚盛，投以大橘皮汤二剂，再以陈夏六君汤调理，以图巩固，竟收痊愈之功。

大橘皮汤（猪苓、茯苓、泽泻、白术、桂枝、陈皮、木香、槟榔、滑石、甘草等，系六一散合五苓散加味），出自刘河间《黄帝素问宣明论方》，用于治疗中焦阳气不宣，湿浊凝滞的脘腹胀满诸症。猪苓、茯苓、泽泻、滑石泄热行水，利湿化浊；橘皮、桂枝、白术、木香、槟榔，宣发中阳，理气行滞。气行水行，湿去肿消，诸症随之而解。

外感·伤寒

一、捻颈风

张某，女，40岁。初病发热身痛，旋即风痰上涌，颈项强直，不能转侧，面青神迷，口噤不开，舌不能伸，脉沉细而紧。脉证合参，显系太阳经脉为寒邪所滞而引起。因太阳与少阴互为表里，少阴主里，今寒邪入于阴分，正邪相搏，浊阴上逆，蒙蔽清窍，故法当温经散寒，祛风化痰。方用《伤寒论》麻黄附子细辛汤加味。

处方：黑附片30克，麻绒6克，细辛3克，姜南星9克，全蝎6克，雄黄6克，生姜汁2匙，僵蚕6克，胆炒半夏9克。

方中用麻黄附子细辛汤固元阳，开腠理，散寒邪而退热。加雄黄以辟百毒；胆炒半夏降上逆之浊阴，配南星、姜汁以化散风痰；全蝎、僵蚕祛风化痰而开窍，既引诸药上行，又能升清降浊。如此组合成方，俾能药证相符。

二诊：上方服二剂，热渐退，神渐清，口能微开，舌可半伸。

唯面色尚青，身犹困重，颈项仍不能转侧，脉弦紧，舌苔白腻。此太阳气机闭塞，寒湿阻滞，改以自拟方小白附子汤加减。

处方：炙小白附子 30 克，明天麻 9 克，茯苓 15 克，葳蕤仁 9 克，法半夏 9 克，川芎 6 克，防风 9 克，白芷 6 克，羌活 9 克，桂枝 9 克，炒杭芍 9 克，甘草 6 克，烧生姜 3 片，大枣 3 个。

三诊：上方服二剂，口已能开七八，舌能伸出，脉转缓和。发热全退，痰涎减少，神志已清。宜扶心肺之阳，以化未净之痰。方用郑钦安姜桂汤。

处方：生姜 15 克，桂枝 9 克。

四诊：上方服三剂，口全开，舌体伸缩自如，面色复常。是方能升扶上焦阳气。因阳气不足于上，则上焦之阴邪弥漫，以致风痰上涌而闭塞脏腑经络气机。故服后阳气得升，阴邪得散，痰涎得化，余症亦减，仅觉头部微痛，是上逆之浊阴未净，仍宜扶阳抑阴，宣散阴邪。方用《伤寒论》四逆汤加味。

处方：黑附片 60 克，筠姜 12 克，桂枝 9 克，细辛 2 克，甘草 6 克。

上方服二剂，诸症痊愈。

【整理者按】此案病名，系原稿所用，所谓"捻颈风"，大体上是指感受外邪后，出现风痰上涌，颈项强直，如有人捻，口噤不开，舌不能伸等症状而言。关键仍在辨证。证既明，有是证而用是药。本例属于虚寒阴证，故先以温经散寒，继以活络祛风，终以温扶阳气而愈。

二、伤寒太阳少阴两感证

李某，女，18岁。因感寒后发热四十余日不退，曾经中西医治疗，症状如故，前来就诊。症见：胸满、食少，日晡发热，恶寒踡卧，不思水饮，二便自利。面色晦暗而黑，舌润滑，脉沉细如丝。查阅所服中医处方，有按阳虚治者，曾用四逆汤、白通汤；有按阴虚治者，曾用青蒿、地骨皮、鳖甲之类及甘露饮等，均无效。按脉症分析，显系不足之阴证。滋阴固非所宜，但为何用扶阳之四逆、白通亦无效？反复思之，此证之发热，系太阳气机被寒邪郁闭，未能及时解散，太阳之里为少阴（足太阳膀胱与足少阴肾相表里），寒邪入里，真阳失运，此为伤寒太阳、少阴两感之重症。四逆汤虽能扶阳，但不能驱邪外出；白通汤亦交阴阳之方，但所交者系心肾之阴阳（葱白引心中之阴下交于肾，附子引肾中之阳上交于心），不能交表里之阴阳，故无效。此证之治，全在交表里之阴阳，温经解表，乃用《伤寒论》麻黄附子细辛汤。

处方：黑附片60克，麻绒6克，北细辛3克。

此方，据清代医家郑钦安云："乃交阴阳之方，亦温经散寒之方也。夫附子辛热，能助太阳之阳而内交于少阴。麻黄苦温，细辛辛温，能启少阴之精而外交于太阳。仲景取微发汗以散邪，实以交阴阳也。阴阳相交，邪自立解。"

翌日复诊：服药一剂，发热竟退，余症亦减。宜扶阳抑阴，交通心肾阴阳，处以下二方：

四逆汤：黑附片 60 克，干姜 12 克，甘草 6 克。

白通汤：黑附片 60 克，干姜 15 克，葱白 3 个。

上二方，交叉各服三剂后，精神大佳，饮食增进而愈。

【按】《素问·热论》谓："其两感于寒而病者，必不免于死。"《内经》所谓"两感"，指阳经与阴经同时感受寒邪而致病，亦有表里同病之意。在《内经》时代，尚无完善治法，故列为"死症"；至仲景时代，则发展了《内经》理论，丰富了临床治疗方法。这是一大进步。《伤寒论·辨少阴病脉证并治》就说："少阴病，始得之，反发热脉沉者，麻黄细辛附子汤主之。"发热为太阳经感受寒邪，脉沉为少阴阳气不足，两感症也，故创麻黄附子细辛汤，交表里之阴阳，温经散寒，扶正祛邪，使邪祛而正不伤，扶正而不碍邪。药仅三味，配伍周详，效果很好。

本例即典型之两感证，若不急扶少阴之阳，开太阳气机，则两感之邪难有出路，烦不易治。兹用麻黄附子细辛汤，实属有是证，立是法，用是方，故危重之症亦愈。寄语学者：凡治外感诸症，必须熟悉六经错综复杂变化之机制，则病情自无遁形，而施治始可中的。

三、太阳少阳合病

李某，女，40余岁。发热恶寒，自汗，腹痛欲呕，病已二十余日。住某医院治疗，延余会诊。症如上述，舌质淡润，苔白腻，脉弦。脉症合参，诊为太阳、少阳合病兼脾湿不化，处以柴胡桂枝汤加减。

处方：柴胡9克，炒黄芩9克，法半夏10克，桂枝10克，杭芍12克，广木香3克，白蔻仁6克，甘草6克，生姜3片，大枣3个。

方用小柴胡汤去参，和解少阳枢机以除寒热，用桂枝汤调和营卫以解太阳，重用杭芍和营敛汗，加木香、白蔻仁温脾化湿以止腹痛欲呕等症。

二诊：上方服一剂，热退，腹痛止，舌白腻亦减，脉弦转缓。继以四逆散与桂枝汤二方合用，服药三剂诸症痊愈。

四、太阳阳明合病

戴某，女，27岁，壮热不恶寒，身痛项强，烦渴引饮，已十余日。脉洪大，舌质红，苔厚腻。前医曾用小柴胡汤未解。证属湿热羁留于太阳、阳明二经，应开太阳气机，清泻阳明，使邪从外解，方用《伤寒论》桂枝汤与白虎汤合方化裁。

处方：桂枝9克，葛根12克，生石膏15克，炒知母6克，粳米9克，甘草6克，烧生姜3片，大枣3个。

白虎汤能清金保肺，峻泻阳明独盛之热。桂枝去芍药汤解肌表之邪，使之从太阳而解。葛根为阳明经药，具解表、退热、解毒诸作用，配桂枝发汗解肌，引邪外出。

服一剂，热稍退，余症如前，又增胸闷，干呕，口苦，自汗，大便不通。此阳邪陷里，当用表里双解法，改用《伤寒论》大柴胡汤。

处方：炒柴胡9克，法半夏9克，炒黄芩6克，炒枳实6克，炒杭芍6克，大黄6克，烧生姜3片，大枣3个。

此表里两解，攻内解外之方，仲景用治"伤寒十余日，热结在里，复往来寒热"之证候。服一剂，便通烦定，胸闷、口苦解除。但热未全退，周身关节疼痛，舌苔仍腻。可知因湿邪太盛，阻滞太阳经络所致，当以除湿透络为主，方用《金匮要略》麻黄加术汤合麻杏苡甘汤。

处方：麻绒6克，杏仁9克，桂枝9克，白术15克，苡仁15克，甘草6克。

方中，麻黄发汗，桂枝解肌，杏仁利肺气，甘草和中。因其湿盛，故用白术燥湿，苡仁渗湿。

服一剂，身痛全消，热退身凉。继以《太平惠民和剂局方》

中之甘露饮（生地、熟地、天冬、麦冬、茵陈、黄芩、枇杷叶、石斛、甘草）调理而愈。

【按】足太阳循身之表，为一身之藩篱，乃机体最外一层，风、寒、暑、湿、燥、火六淫之邪，多由太阳侵入。故本症治疗，自始至终，均以解散表邪为主，使邪从外解，庶免深入之患。至于具体的立方用药，则视病情而定。如初时用白虎合桂枝汤，湿热用桂枝等品，此亦说明在辛凉清气解肌方中，适当佐以必要之辛温药物，似更能加强全方之作用。

五、三阳合病

赵某，女，四十岁。患者发热，汗出，口苦，耳聋，自利不止，口渴，小便短少。病已十余日，曾服辛凉解表之剂不效，延余往诊。诊脉浮弦，舌心滑润，气弱神倦。此三阳合病也。发热、汗出者，太阳中风证也。口苦、耳聋者，少阳证也。自利不止者，《伤寒论》云："太阳与阳明合病者，必自下利。"口渴尿少者，太阳腑证也。太阳主表，故脉浮，弦又为少阳主脉。舌滑润为津液未伤，气弱神倦者，误用辛凉，正气被损也。本病治法，重在调和表里，三阳并治。《医学心悟》云："不论三阳、三阴，凡两经合病，则用两经药同治之，三经合病，则用三经药同治之。"因合用小柴胡汤、桂枝加葛根汤和五苓散三方化裁。

处方：炒柴胡 6 克，炒黄芩 6 克，法半夏 9 克，桂枝 9 克，葛根 15 克，猪苓 9 克，茯苓 15 克，炒泽泻 6 克，生姜 3 片，大枣 3 个。

二诊：服一剂，热退泻止，余症亦减。继以五味异功散善后。

处方：苏条参 15 克，漂白术 9 克，茯苓 15 克，陈皮 3 克，炙甘草 6 克，生姜 3 片，大枣 3 个。

嘱服二剂，诸症悉除。

六、寒入厥阴救逆

杨某，女，十五岁，病已一周。初病发热呕吐，泻利，头痛，恶寒，曾先后延医诊治无效。现呕逆不止，腹痛硬满，面赤，烦躁。仍感头痛，恶寒，手足僵冷。查其以前所服诸方，均以小柴胡汤为基础，甚至加三棱、莪术攻伐，服后月经适来，病更加剧。

察其脉细而欲绝，舌淡紫，与上述病情合参，乃寒入厥阴，其病在肝。肝与胆相表里，肝寒而气郁不升，则影响于胆，气逆不降，故呕逆不止。厥阴为风木之脏，木郁克土，故腹痛硬满。寒入于阴，则阳浮于上，故面赤。吐泻后，阳气与津液俱伤，心肾不交，水火离隔，故烦躁。厥阴外证未解，故头痛、恶寒。肝脾不和，阳气不能达于四肢，故手足僵冷。小柴胡汤乃和解少阳之方，其所以误者，因惑于发热、呕吐，未注意尚有太阳表证之头痛、恶寒，阳明之下利也。若当时投以葛根汤，两解太阳、阳明之邪，则其病早愈。由于越经用药，引邪深入，柴、芩皆清泻肝胆之品，反复用之，攻伐无过，以致病情加剧。幸患者年轻，生机旺盛，正气尚能支持，急投以《伤寒论》当归四逆加吴茱萸生姜汤加味。

处方：当归12克，桂枝9克，炒杭芍12克，炒吴茱萸6克，细辛2克，通草6克，炒小茴香6克，砂仁6克，川黄连3克，炙甘草6克，烧生姜3片，大枣3个。

方中当归、桂枝、杭芍温经活血；细辛散少阴之寒；吴茱萸、生姜散寒止呕；炙草、大枣补中生血；通草通经络利关节，尤在泾谓本品有"通脉续绝之功"；加小茴、砂仁以理气通滞而止痛；少加黄连，配吴茱萸取"左金"之意以平肝而为反佐。

上方服后，次日来诊，呕逆全止，肢已转温，面赤、烦躁、腹痛均减。续处以四逆汤加吴茱萸。

处方：黑附片60克，炒吴茱萸9克，干姜12克，炙甘草6克。

此方本可先用，其所以不先用者，在于本病既经误治克伐，不但厥阴外证未解，且使肝血为寒所凝而不能畅运，故先予当归四逆汤温血达表，以作向导，继用四逆汤加吴茱萸，温中扶阳，驱除浊阴。如此施治，始可引邪向外一举而平。故服第二方后，诸症悉除，且满身出现红斑，此病邪由里达表，已收预期之效。

乃因势利导，以四逆汤振奋阳气，驱邪外散，遂告痊愈。

【按】《伤寒论·辨厥阴病脉证并治》云："手足厥寒，脉细欲绝者，当归四逆汤主之。"又云："若其人内有久寒者，宜当归四逆加吴茱萸生姜汤。"此二条指出厥阴病的治疗途径之一。本例由误治而导致寒入厥阴，因证候与《伤寒论》所述相符，故用之有桴鼓之应。厥阴为肝木所主，肝主藏血，脉细如绝为厥阴病血虚之候。血虚者当以补血行血为主。正如尤在泾所说："欲续其脉，必益其血，欲益其血，必温其经。"然因过用寒凉及攻伐之品，不仅血虚，真阳亦有亏损，故益血温经之后，又用四逆汤加吴茱萸扶阳温中而散寒。因病证如此，故用药亦不得不如此。

内伤·心系疾病

一、心肾阳虚不耐燥烈

吕某，男，77 岁，素性勤苦，虽处高年，尚在操持家务。近二月来，渐觉心悸、气短，且日益加重。小便频数，涕泪交流。屡治无效，来求余诊。察其脉代，舌白滑。余诊毕，患者告曰："诸医皆谓吾病系阳虚，但扶阳方中若加肉桂，反觉心悸更甚，不知何故。"余曰："扶阳不离姜、附、桂，但附子无姜不热，无桂不燥，是以扶阳方中加桂，则燥性大增，纯阳刚烈，过于兴奋，故有不受。然若调剂得宜，则又不忌。"患者所现诸症，显系心肾阳虚，中阳不足，元气不能收纳所致。心阳虚，阳神不藏，以致心悸、气短。肾主五液，肾阳虚衰，元气不能收纳，上不能统摄阴液，而致涕泪交流，下不能约束膀胱，而致小便频数。且心肾之阳相通，互相影响。肾阳虚衰，可引起心阳不足；心阳不足，亦可伤及肾阳。故肾阳虚者，心阳易虚；心阳虚者，肾阳亦多感不足。然其相互交通之作用，全凭中气为之斡旋，所以郑钦安说：

"中也者，调和上下之枢机也。"此症之治，宜补阳以运中，补中以助阳，先后天同时兼顾。但用药应刚柔相济，使之适于病情，遂处以郑钦安附子甘草汤：

处方：黑附片60克，炙甘草9克。

方中附子辛热，补先天心肾之阳，其性刚烈；甘草味甘，专补后天脾土，其性和缓，黄坤载谓其"备冲和之正味，秉淳厚之良资……培植中州，养育四旁，交媾精神之妙药，调剂气血之灵丹"。甘草与附子相伍，可缓和其刚烈之性。同时，脾得先天真阳以运之，而中气愈旺，愈能交通先天心肾之阳。此先后天并补之剂也。

上方连服三剂，症情好转。宜加强补中作用，兼补心气。原方加高丽参，由6克至15克，服三剂，诸症大减，且觉安静、恬适。至此，心肾之阳恢复。欲图巩固，须阴阳兼顾，本《内经》"阴平阳秘，精神乃治"之旨而立法，易方用郑钦安补坎益离汤和潜阳汤加味。

补坎益离汤：黑附片60克，桂心9克，蛤粉15克，炙甘草6克，生姜15克。

潜阳汤：黑附片60克，龟板15克，砂仁6克，桂心9克，炙甘草9克，高丽参9克。

补坎益离汤，用附、桂补心肾之阳，蛤粉补肾阴，启下焦水津上潮，姜、草调中，最能交通上下。虽附、桂同用，然有蛤粉补阴以济之，甘草之甘以缓之，不但刚烈之性大减，且水火互济，上下不乖，心悸自不作矣。

潜阳汤，龟板潜阳滋阴，附、桂补心肾之阳，加高丽参补益元气，又得砂仁、甘草理气调中，使上下气机交通，水火调平矣。

患者各服上方二剂后，诸症消失，精神亦较前增加。

二、肝肾两虚之失眠

黄某，男，40 岁。患失眠，盗汗、心烦、头晕、目眩、精神疲倦，历时已久。每日晚必须服西药"眠尔通"等安眠药，始能入睡。今见其舌紫，脉虚。显系肝肾两虚，心神不宁，浮热上扰使然。治当滋养肝肾，宁心安神，兼清浮热。

处方：元肉 15 克，炒枣仁 15 克，枸杞子 15 克，橘络 6 克，竹茹 9 克，灯心 1 束。

方中元肉为滋养要药，功能养心安神，治血虚怔忡、劳神健忘；枣仁为宁心敛汗要药，善治虚烦不眠；枸杞子为滋肾养肝，生精润肺要药，有坚筋骨、补精气、治虚劳、明目之功；橘络通络行滞，配入滋养药中，可使滋而不腻，补而不滞；竹茹清热化痰，宁神开郁，灯心清心经浮热，可治心烦失眠。

另以食物疗法配合，嘱用猪排骨一斤炖熟，加芹菜三两，豆腐适量，一月服二至三次。

猪排骨和豆腐均为营养之品，芹菜一物，王孟英谓其"甘凉清胃，涤热祛风，利口齿、咽喉、头目……白嫩者良，煮勿太熟"。昆明市民间称芹菜为"瞌睡菜"，系指服之易于安眠。余每用本品捣汁服用之，治肝阳上亢之高血压颇效。

患者服二剂，即觉睡眠改善。接服十余剂，并佐以食物疗法，睡眠较前安稳，余症亦随之好转，并停服安眠药。后用治其他类似之患者亦效。

内伤·肺系疾病

一、脾虚肺燥干咳浮肿

马某，女，50 岁。患干咳无痰，面足浮肿，多年不愈。经西医诊断为支气管扩张并肺心病。屡用中西药治疗，见效不大。接诊时，除上述症状外，兼见小便短少，心悸失眠，气短乏力，食欲不振。舌暗淡苔薄白，脉三五不整，重按无力。

据症分析：脾虚湿滞，土不生金，肺失滋润，以致干咳日久不止。脾虚化源不足，肺气虚损，清肃失司，不能通调水道，以致浮肿尿少。肺为肾之母，母病不能荫子，肾水不升，则心火不降，心肾不交，以致心悸失眠。肺主气，脾益气，肺脾两虚，则气短乏力。脾虚则运化力差，致食欲不振。

综上所述，断为脾虚肺燥之证。当以扶脾燥湿为主，兼以润肺降逆之品。用《清宫秘方》八珍散加减。

处方：怀山药 15 克，芡实 15 克，莲肉 9 克，生苡仁 9 克，沙参 15 克，茯苓 15 克，陈皮 6 克，桔梗 6 克，百部 9 克，苏子 9

克，炙冬花9克，白糖18克（分三次调入）。

方中，山药补虚扶弱，益肾强阴，且能益脾肺，清虚热，治虚，长肌肉；芡实扶脾益肾，收敛肺气；莲肉、茯苓健脾利湿而补肺，且能交通心肾；苡仁除湿消肿，健脾补肺；沙参养阴清肺，祛痰止咳；桔梗开肺气，利胸膈，引药上升；陈皮燥湿理气，降逆和中，免除诸药之壅滞；百部、冬花、苏子俱能治久咳，又能降逆化痰而润肺；加以白糖和中补虚，润肺生津。诸药相合，共同发挥扶脾燥湿、润肺降逆之功。

嘱服三剂后，症情见减，但心悸眠差尚存。药已中病，仍踵前法加减。

处方：怀山药15克，芡实15克，生苡仁9克，茯苓15克，广百合9克，川贝母9克，柏子仁9克。

服三剂，眠安，精神渐好，唯面足浮肿未全消，改用张锡纯升陷汤加味。

处方：黄芪18克，潞党参15克，怀山药15克，山萸肉9克，升麻6克，炒柴胡6克，桔梗6克，知母6克。

此方原治胸中大气下陷之证。张氏云："大气者，充满胸中，以司肺呼吸之气也。"又谓"至大气即宗气者，亦尝深考《内经》而得之"，"诚其能撑持全身，为诸气之纲领"。余又据张氏引《金匮要略·水气病篇》桂枝加黄芪汤下"大气一转，其气乃散"之语，而借用此方加味治大气下陷之虚性水肿颇验。

四诊：上方连服五剂，肿即全消，尚有时微咳。改用炮姜甘草汤加味。

处方：炮姜15克，甘草6克，五味子6克，苏子9克，炙冬花9克，白蜜（每次调入一匙）。

炮姜甘草汤苦甘化阴，余药相佐，敛肺止咳。

服二剂，咳即全止。为巩固疗效，又用升陷汤（黄芪、知母、升麻、柴胡、桔梗）加龙骨、牡蛎收敛肺气；苏子、牛蒡子理肺祛痰；杭芍养肝，法半夏降逆。连服五剂，诸症缓解；继之，临床症状消失，病情控制未发。

【按】脾属土，肺属金，土能生金。在生理功能上，脾主运化，水谷精微之气由脾上输于肺以充养全身，故二者关系至为密切，临床上常见脾气不足、肺气虚弱的脾肺两虚证。本例在脾虚湿滞的情况下，不仅肺气虚弱，且兼肺燥干咳，湿与燥成为一大矛盾，因而在用药上的难度亦大，燥脾湿则肺燥增，润肺燥则脾湿盛，所谓棘手之证。经分析病情后，乃借用八珍散加清润益气之品，既健脾燥湿，又润肺降逆，使药扣病机，两全兼顾。药虽平淡无奇，但疗效显著。

二、阴寒浮肿烦喘

王某，女，70岁。患全身浮肿，发热，身痛，喘息，烦躁，胸闷胀，大便秘结。病已多日，经治未效，延余往诊。症见：面青无神，舌白滑，脉弦滑。询其起病之因，系由风寒侵袭，兼有积滞。前医不分表里，以致表邪未除，积滞已成，阻遏气机，阴霾满布。当今施治，应分三步：先解表宣肺，兼调营卫；继而表里两解，兼消积滞，后予温壮阳气而治本。一诊先用麻桂各半汤加味。

处方：麻绒6克，杏仁9克，桂枝9克，杭芍9克，苏叶6克，防风9克，独活6克，甘草6克，生姜3片，大枣3个。

二诊：服一剂，发热身痛即见减轻，表邪渐解。但胸闷胀如故，此里气未和，积滞未消。宜表里两解，兼消积化滞，用自拟方藿香桂枝汤加减。

处方：藿香6克，神曲9克，枳实6克，法半夏9克，焦楂15克，苏叶6克，吴白芷6克，桂枝6克，杭芍9克，甘草6克，生姜3片，大枣2个。

三诊：上方服一剂，胸闷胀减轻，喘息亦减，唯大便多日不通。以面青无神、舌白滑观之，此因年高，阳气不足，阴寒凝结，宜温壮阳气，单刀直入，交通上下，使陷者得升，浊者自降，方用《伤寒论》干姜附子汤。

处方：黑附片60克，干姜15克。

服后大便通，烦喘止，唯吐酸频作。是由于阴邪太甚，服阳药而离照当空，坚冰见融之佳象。今大便虽通，而肿势未消。此脾肾阳虚，阴寒尚盛，宜温阳祛寒，健脾利水。继用白通汤、真武汤各三剂后，浊阴化而水归壑，肿胀消而身轻健。

【按】"先表后里"，是《伤寒论》重要治则之一，临证时必须牢记。本案既有脾肾阳虚，又有风寒外束，且有肠胃积滞。根据《伤寒论》"太阳病，头痛发热，身疼，恶风，无汗而喘者，麻黄汤主之"，及"太阳阳明合病，喘而胸满，不可下，宜麻黄汤主之"。后者所云阳明，系指里证。说明表里并见时，不可用下，应以解表为主。故首先用麻桂各半汤加味，使病邪得以外出；第二步用藿香桂枝汤表里两解，兼化积滞，使表邪解，积滞消，为第三步的用药创造了条件。孰先孰后，应做到胸有成竹。只有这样，用药才有准则，能收到预期的效果。

三、寒闭肺气咳嗽肋痛

曾某，男，41岁，素体羸弱，兼有痰饮。1951年2月来所求诊，以手按右肋部，疼痛难忍，呻吟不已。发热、咳嗽、气粗，夜不安寐，面目黧黑。脉弦紧，舌苔白腻。脉症合参，此系风寒外束，痰饮内伏，郁久酿热所致。患者素禀虚弱，综合观之，病邪有余，体功不足。用药必须固护周全，不可顾此失彼。

处方：附片60克，枣仁15克，生石膏15克，麻黄6克，法半夏9克，牡蛎15克，薤白9克，全瓜蒌9克，郁金6克，白芥子6克，石菖蒲6克。

方中附片辛热，石膏甘寒，二药相伍，寒热并用，一以扶阳，一以清热。附片配法半夏、薤白、白芥子等能温宣胸阳，祛痰化饮，配枣仁以强心安神。石膏清郁热，合麻黄以开发肺气之闭。牡蛎软坚柔肝，缓急迫而解痛。郁金、菖蒲利气散结舒郁，以解右肋之痛。

服二剂诸症俱减，精神转佳，尚发热、咳嗽，续予温肾扶阳，祛风散寒，降逆化痰。用自拟方附子桂枝独活寄生汤加味。

处方：附片60克，桂枝9克，杭芍9克，法半夏9克，茯苓15克，川芎6克，桑寄生15克，独活6克，防风9克，陈皮6克，台乌9克，甘草6克，生姜3片，大枣3个。

服一剂，发热即解，除咳嗽痰多外，各症均有好转。继以宣降肺气，止咳化痰治之，方用二陈汤合三子养亲汤加减。

处方：法半夏9克，茯苓15克，陈皮6克，白芥子9克，紫苏子9克，炙冬花9克，杏仁9克，川贝母9克，枳壳9克，全瓜蒌9克，郁金6克，甘草4.5克。

服一剂，咳嗽即减。转方用陈夏六君汤调理善后。

【按】临证治病，用寒用热，或寒热并用，全由病情而定，应遵循仲景"观其脉证，知犯何逆，随证治之"的原则去处理。本案表里互见，虚实相兼，寒热混杂，故不得不用附子温阳扶正，用石膏以清郁热（石膏配麻黄又能宣发肺气之闭）。药性虽异，各有专司。此种用法，诚有所本。《金匮》越婢汤"恶风加附子"，《千金方》越婢汤等，直接以附子、石膏并用者并非少见。

另此案方中曾以附片、半夏、瓜蒌等反药并用，但未见发生任何不良反应，且似有增强通阳豁痰之功。这说明古之所谓"十八反"，亦非一成不变，实值得进一步研究。

内伤·脾胃肝胆病

一、肝寒腹痛

赵某，男，32 岁。患腹部疼痛，大便不解，曾用苦寒消导之药无效，随又自吃香蕉数枚，意欲通便。然大便未通，反而腹痛加剧，两胁作胀，从深夜至天明剧痛不止，冷汗淋漓，辗转呻吟，至次日午后，扶来我所就诊。察其脉弦紧，舌质略青，苔白腻，面色青暗，表情苦楚，不思食。此系肝寒胃冷，寒湿凝滞，木不疏土之故，处以经验方霹雳汤。

处方：黑附片 30 克，炒吴茱萸 6 克，公丁香 4 克，木瓜 6 克，丝瓜络 6 克，灶心土 30 克。

方中，附片壮阳补火，散寒逐湿，治脾胃虚冷；吴茱萸温肝逐寒，散湿开郁，驱厥阴之浊邪，为治心腹疼痛要药；丁香温中、降逆、暖肾，治心腹冷痛，且有壮阳之功；木瓜平肝达郁、舒筋止痛；丝瓜络通经络，散结滞，行血脉；灶心土温中燥湿，暖胃止痛，《本草便读》说"其功专入脾胃，有扶阳退阴散结除邪之意"。此方之用，目的在温中、疏肝、燥湿、止痛。不用甘草者，欲使药力由中焦而达丹田也。

二诊：上方服一次后，即觉腹痛减轻，尽剂则痛消失，且思饮食，面已不青，脉转缓和。形神安定，情志舒畅。但皮肤出现红色斑块，此病邪从里达表之佳象。宜因势利导，用通阳化气之剂以调畅气机，方用刘河间大橘皮汤加干姜。

处方：陈皮 6 克，猪苓 9 克，茯苓 12 克，泽泻 12 克，白术 9 克，桂枝 9 克，广木香 4.5 克，槟榔 9 克，六一散 9 克，干姜 9 克。

方中，五苓散化气行水，桂枝又能通阳、开肺气、散风邪；陈皮、木香健胃理气；六一散清热利湿；加干姜以助桂枝通阳之力。

三诊：服一剂斑块即消，但寒结未化，大便不爽。湿从热化，注于膀胱而小便短赤。予《金匮要略》大黄附子汤。

处方：黑附片 30 克，大黄 9 克（同煨），细辛 3 克。

四诊：服一剂，大便通畅，但觉肛门灼热、口渴，是湿热又注于大肠。宜泻热和胃，用《伤寒论》调胃承气汤。

处方：大黄 6 克，炙甘草 4.5 克，芒硝 6 克（另包）。

前二味同煎取汁，每次调入芒硝 3 克，连服二次。

上方服后，症状消失而愈。

【按】《灵枢·五邪》云："邪在脾胃……阳气不足，阴气有余，则寒中，肠鸣腹痛。"这是指阴寒所致之腹痛。因"背为阳，腹为阴"，腹部既然属阴，则喜温而恶寒，故腹痛以寒证为多。本例脉证合参，再结合服苦寒药及香蕉后，腹痛加剧，断为肝寒胃冷所致腹痛，殆无疑议。因寒则凝，阳气不能舒展，无力运送，故大便停滞不通，此为寒结。至于肝寒见症，孙思邈《千金方》谓："肝虚寒，病苦胁下坚，寒热，腹满不欲饮食，腹胀，悒悒不乐。"由于肝寒而导致木郁，郁则肝之疏泄和升发机能受制，必然影响脾胃之消化吸收，此"木郁不能疏土"之谓也。经云"木郁达之"，达即条达舒畅之意。故初诊用霹雳汤，予吴茱萸、木瓜温肝散寒，以遂其条达之性，附片、公丁、灶心土扶阳温中、散寒除湿而培脾土，丝瓜络通络散结而利血脉。药证相符，一剂痛止。此方凡肝胃虚寒所致腹痛、胁痛、呕吐，用之多效。

又：本例因寒结滞于里，经温通之后，邪气外达，乃出红斑。后因邪郁酿热，终成湿热下注，故治法先后不同。

二、胃脘痛二例

例一　包某，男，45岁。因胃脘痛住某医院，诊断为"胃溃疡"。治疗二月余，疼痛未减，反而泄泻不止，日行十余次，大便色黑，已七八日不能进食，病情危笃，乃邀余会诊。患者精神倦怠，脉细小无力，舌淡苔薄白。证属中气不足，脾虚下陷，胃气不和。治宜温脾健胃，俾脾阳健运复常，则胃痛自缓，泄泻亦可自止。方用吴茱萸理中汤。

处方：炒吴茱萸6克，潞党参15克，炒白术12克，炮姜12克，炙甘草6克。

方中潞党参补气益脾，炒白术健脾燥湿而止泻，吴茱萸温胃散寒，炮姜、甘草苦甘化阴而止血。

二诊：服二剂，泄泻全止，精神好转。继用上方去吴茱萸，加砂仁6克，法半夏9克，茯苓15克，以开胃醒脾。

三诊：服二剂，胃痛全止，能进饮食。再以陈夏六君汤二剂，补气益脾。最后用黄坤载黄芽汤，干姜改炮姜，以巩固疗效。

处方：潞党参15克，炮姜9克，茯苓15克，炙甘草6克。

黄坤载云："中气者，和济水火之机，升降金木之轴。"又云："中气之治，崇阳补火，则宜参、姜，培土泄水，则宜甘、苓。"特制黄芽汤一方，专以益气温中，燥湿利水。

服二剂，便血全止，大便色转黄，精神恢复而出院。

例二　李某，男，34岁。因胃脘疼痛，长期反复发作，大便色黑而住某医院。诊断为"胃溃疡"。经治疗二月余，输血2000毫升而病情未见好转。症见：胃痛腹胀，嗳气，反酸，畏寒肢冷，声低息短，少气懒言，面色青暗，舌质青滑，脉沉。证属肾阳大虚，阴寒凝滞，气机不畅，治宜扶阳抑阴，回阳祛寒，方用《伤寒论》四逆汤。

处方：附片60克，干姜15克，甘草6克。

此方专以驱散阴邪，峻扶元阳。郑钦安说："凡人一身，全赖一团真火，真火欲绝，故病见纯阴。"又说："四逆汤一方，乃回阳之主方也。……既能回阳，则凡世之一切阳虚阴盛为病者，皆可服也。"故余临证以来，每遇阴寒重证，均以此方投之，往往应手取效。

二诊：服二剂，胃痛大减，精神好转，大便黑色转淡，微觉腹胀。再就原方加肉桂9克，砂仁6克。桂、砂两味，是阴证开窍药，温胃散寒，并具升降气机之力。

三诊：服二剂，各症续减。改用潜阳汤加肉桂。

处方：附片60克，砂仁6克，龟板15克，甘草6克，肉桂9克。

此方有纳气归肾之妙。方中砂仁辛温，能散脾胃寒邪，且有纳气归肾之功；龟板咸平，滋阴潜阳，补血止血，附子辛热，能补肾中真阳，配龟板能阴阳两补；肉桂辛甘大热，补肾阳，暖脾胃，除积冷，通血脉，配附子能温肾强心，配砂仁温胃散寒；复用甘草之甘以补中，则先后天并重，阴阳两补。

四诊：服二剂，大便颜色转黄，唯稍觉腹痛，原方加炒吴茱萸6克，以温中止痛。嘱服二付，诸症消失。

【按】胃痛一症，原因较多，分类不一，但不出外感、内伤两大类。上述两例均属内伤。例一胃痛兼泄泻不止，辨证为中气不足，脾气下陷，故以理中汤加减，经益气温中而愈。例二亦胃痛，但兼全身虚寒，辨证为肾阳大虚，以四逆汤等方回阳祛寒而愈。病变均在胃脘，但前例以脾气虚为主，后例以肾阳虚为主，具体表现不同，故治法亦异，而疗效均佳。故临证之际，须细审病机，切忌见痛止痛，见血止血。

三、嘈杂二例

例一　李某，女，40 余岁。自诉七八年来每于经期前后均感坐卧不安，心中嘈杂，时吐清水。经多方求医，概从胃治，所用处方不外理中汤、六君汤和枣仁、远志、龙骨、牡蛎等安神定志潜阳之品，服后不仅罔效，尤增烦躁不安。今余查其脉，皆弦微细数，舌质微干，苔薄白。详问经信情况，诉每月经来色黯量少，且手足心烘热，乳部胀痛。细审此证，系胆气不降，肝木侮土，以致懊恼嘈杂。拟四逆散与小建中汤合方为治。

处方：柴胡 10 克，桂枝 9 克，杭芍 15 克，枳实 9 克，甘草 6 克，生姜 3 片，大枣 2 个，饴糖 15 克。

方中四逆散疏肝解郁理脾，柴胡、枳实配合具升清阳降浊阴之效；小建中汤滋肝达木，补虚散寒，温建中脏。四逆散佐小建中汤意在使中阳健运，肝木得升，胆气下降，则懊恼嘈杂之症自消。本"上热之病，甲木不降"之旨立法。

二诊：上方服二剂后，症状大减，续服原方三剂后症状全消。为巩固疗效，嘱守原方于月经前服二剂，并用自拟当归调经汤于经期服用。追踪观察数年均未再发作。

例二 刘某，女，30余岁。患心中嘈杂，口苦，常吐清水，得食即止，伴有手足麻木，心慌，失眠。病已年余，经西医诊断为"神经官能症"。查其脉虚弱无力，舌质青滑无苔，兼见神疲乏力。此系烦劳过度，心血不足所致。治宜补血安神，稍佐清心降逆为治，用归脾汤加减。

处方：北口芪15克，潞党参15克，当归15克，炙远志6克，炒枣仁10克，白术9克，茯神15克，木香3克，元肉15克，法半夏10克，云黄连3克，杭芍10克。

归脾汤以补心血之不足，加法半夏降胃逆，杭芍养肝敛阴活血以制木香之燥，少佐黄连以清心火。

二诊：上方服二剂，症状见减，仍用归脾汤去黄连再加山萸肉以补肝之不足。

三诊：服四剂后，心中嘈杂及手足麻木、心慌已基本控制。为了巩固疗效以防再发，故嘱患者仍用归脾汤减木香之燥，加天麻15克，法半夏10克，杭芍10克，在补心脾的基础上佐养肝镇静为调治。服药三剂后，数年来未见复发。

【按】嘈杂一症《类证治裁》谓"嘈症属胃"，朱丹溪云"皆痰火为患或食郁有热"。《类证》所言以脏腑立论，病位在胃，丹溪所言以病因立论，痰火为患。二书所立处方多属常法，不外健脾化痰之类。如属变局，拘于常法则难取效。余举此二例均属嘈杂症之变局，例一系肝木乘土，甲木不降、乙木不升，故用四逆散合小建中汤疏肝理脾、温建中州。例二既属心脾受损又兼肝气不舒，故虽经三次诊治其方不变，始终以归脾汤补心血为主治，随证加减。由此可见中医精湛之理论及辨证论治的灵活性，不拘常规、常法，力求理论与实践的统一，方能取效于临床。

四、隔食症

李某，男，三十岁。素有胃病，胸闷纳呆，食入即胀，自感消化迟滞。病已日久。诊其脉缓而涩，舌体胖，苔薄白。此系脾湿过重，以致运化失权，影响胃气不降，治宜健脾燥湿，理气散寒，兼行滞气。

处方：炒鸡内金9克，广木香3克，台乌9克，厚朴9克，高良姜9克，沉香3克（后下）。

方中炒鸡内金健脾胃，消积滞；木香醒脾和胃，合台乌、厚朴以行滞气；良姜温胃散寒，增进食欲；再加沉香降气调中，温肾助阳，配诸理气药，又能理气宽胀。如此相辅为用，则寒去阳复，湿浊下行，胃气随降即不致上逆为病。药仅六味，配伍有法。

次诊：服一剂，即觉病情缓减。原方加三棱 6 克，郁金 6 克，以行气化瘀。服三剂，症状消失。

【按】隔食系饮食停滞难消之症，与脾胃功能失常有关。脾主运化，胃主受纳。脾病则运化迟滞，胃病则纳食欠佳。前人云："脾宜升则健，胃宜降则和。"本例因湿邪滞碍气机，影响脾胃升降，故方中用鸡内金健脾化滞，配以温中散寒，降逆和胃诸品，使湿去滞消，脾气得升，胃气得降，气机调畅，升降复常。为食滞中焦、消化迟滞之治又增一法。

五、噎膈

李某，男，40 岁，患噎膈已半年。询其病由，因忧思郁结，劳心伤神而起。现每当进食即感咽部梗阻，吞咽困难，食入有时吐出。诊其脉沉而弦，舌淡白。证属肝气郁结，胃逆不降，脾阳不足，影响贲门的正常启闭。所幸病程不久，胃阴未损，用荜澄茄散加砂仁。

处方：荜澄茄 9 克，高良姜 9 克，肉桂 9 克，公丁香 3 克，厚朴 9 克，桔梗 6 克，广陈皮 6 克，砂仁 6 克，三棱 9 克，香附 9 克，甘草 3 克。

上方为降逆理气、和中、化瘀、逐寒、开郁之方，尤妙在三棱一味，是肝经血分药，能化瘀血，协同香附、厚朴、陈皮更能理血中之气，而降胃逆。

二诊：上方服六剂，噎膈减轻，饮食下咽已较舒畅。原方加潞党参15克，白术9克，以益气健脾。脾能健运，则运化如常。服二剂，噎膈全止，饮食能正常受纳。

六、嗳气不止

李某，男，45岁。七个多月来，每于饭后即嗳气，声大而长，连续不止，有时可达两小时之久，甚为烦恼。兼见胃脘微痛、头昏、口臭、口苦、欲呕、心烦。久治无效，始来所就诊。察其舌质绛，脉弦劲。脉症合参，显系肝胃郁热，胃失和降所致。治宜清泄肝胆郁热、和胃降逆；然病久正气已虚，应兼补气扶正之品。选方用《伤寒论》旋覆代赭汤合丹溪左金丸化裁。

处方：旋覆花6克（布包），生代赭石15克，法半夏9克，潞党参15克，炒云连5克，炒吴茱萸2克，竹茹6克。

复诊：服上方二剂后，嗳气呕逆即减，胃痛亦止。但余症尚存，脉转弦数。用原方加陈皮6克，生石膏15克以疏理中焦气机，进一步清泄郁热。连服五剂，诸症消失而愈。

【按】嗳气即噫气，又称噫。张景岳谓："噫者，饱食之息，即嗳气也。"嗳气与呃逆有别。《证治汇补》谓："胃实则噫，胃虚则哕。"哕即呃逆。说明嗳气以实证居多，而呃逆声低无力者则以虚证为常见。二者均系胃气冲逆所致，但嗳则声大而长，呃则声急而短。若嗳气连续不止，或反复发作者，应结合患者体质、病程，辨清虚、实、寒、热，及夹痰、夹火等情况，灵活施治。如本例系肝胃郁热，胃失和降；但病程较长，正气已伤，故用旋覆代赭汤去草、姜、枣。用旋覆花消痰结、降逆气；代赭石重镇降逆，配旋覆花善治嗳气、呃逆、反胃等症，潞党参扶正补虚，竹茹清热止呕，涤痰开郁。左金（黄连、吴茱萸）清泄肝火，少用吴茱萸反佐黄连，引热下行，左金配竹茹，能清肝胃郁热，降逆止呕，常用于嗳气、呕吐、口苦等症。遣方用药，恰中病机，故取效神速。

七、饮癖

王某，男，42岁，云南省陆良县人。平时嗜饮浓茶，常吐清水，每吐甚多，已达十余年之久，经西医治疗无效。中医作反胃治之，用温运法以丁香、桂心、干姜、附片、益智仁、补骨脂、吴茱萸以及四逆汤等方药化裁，服用亦多，见效不大。后改五苓散、胃苓汤健脾利水，亦无效。且每年夏季病发尤剧，乃专程来昆就余诊治。

察其脉，弦滑满指，舌苔厚腻，面色黄暗，胃脘满闷，食少。

脉症合参，诊断为饮癖。处以徐灵胎香砂胃苓汤加良姜，服后其病如故。因思此症予温运或健胃利水之剂，未可厚非，但何以不效？恍悟此病历十余年之久，脾虚是其本，饮聚是其标。经云："知标本者，万举万当。"治本应从健脾燥湿入手，脾健自可运湿，饮何由生！乃予专治饮癖之苍术丸，改为大剂汤药。

处方：苍术60克，大枣12枚。

嘱日进一剂。方中苍术苦温，能燥湿健脾。《名医别录》谓能"消痰水"；大枣甘温，补益脾胃。二药相合，补散兼施，刚柔相济。苍术之散，得大枣之补以济之，则不致过散，大枣之补，得苍术之散以调之，则无壅滞之弊。调剂得宜，大有益于脾胃，故多服而无害。

患者连服二十剂，吐水减其半。仍守原方加灶心土30克以助扶脾之力。再服二十剂，病遂痊愈。乃告患者，今后宜少饮浓茶，以免苦降过度，有损脾阳。愈后，经追踪观察半年，未见复发。

附注：此方用治反胃吐酸等症，疗效亦佳。

八、阴虚肝气横逆二例

例一　胁肋剧痛。王某，女，50岁。昔有鸦片嗜好，向来身体瘦弱。1951年元月，忽患胃脘及小腹疼痛难忍，大便多日未解。某医处以枳实导滞汤，因体质素弱，不耐此峻剂，服后大便虽行，但疼痛加剧，奄奄一息。该医复用逍遥散加香附、青皮，意欲调气止痛，但疼痛未减，且不能仰卧转侧。某西医断为：肝炎、胆囊炎，用西药治疗，亦未见效。因来就诊。视其唇舌紫色，舌根甚燥，脉细而弦，饮食甚少，余如上述。脉症合参，诊为阴虚、肝气横逆、中气不运。因病者体质素虚，又经消导攻下，中气已伤，虽大便多日未解，不能再用攻下，宜本仲景"见肝之病，知肝传脾，当先实脾"以及祝味菊先生"体功重于病邪"的原则，先当建运中气，扶持体功。投以《金匮要略》大建中汤。

处方：潞党参 15 克，川花椒 40 粒，干姜 9 克，烧饴糖 30 克。

方中花椒、干姜散寒祛湿、温中快膈，合以党参、饴糖之和中益气，则有大建中气、温补脾胃之功。

服一剂，腹转矢气，胃脘及小腹痛减，精神稍好，但胁痛依然。乃转从肝治，仿叶天士肝病治法。

自拟方如下：鳖甲 15 克，龟板 15 克，当归 15 克，炒杭芍 9 克，延胡索 9 克，炒川楝子 9 克，乌梅 4 枚，川花椒 30 粒，砂仁 6 克，杜仲 15 克，茯神 15 克，甘草 6 克。

方中归、芍补血活血；合以花椒、乌梅则能养肝、温营血暖胃；延胡索、川楝子疏肝祛瘀而止诸痛；砂仁行滞气，茯神、甘草益心脾而培中；杜仲补益肝肾，诸药又得龟板、鳖甲之益阴补血散结，则达郁、舒气、柔肝、止痛之力悉备。

服二剂后，胁痛减退七八，大便通畅。但觉五心烦热，夜睡少眠，是阴虚之真相毕露，再于前方去延胡索、花椒，加龙骨、牡蛎、女贞子、枣仁、山萸肉以镇静安神、润燥除烦。连服二剂，烦止眠安，继又以大建中汤二剂，疼痛全除。最后，以归芍六君汤调理善后而愈。

例二　陈某，女，51岁。患颜面四肢浮肿，前医曾用苓桂术甘汤和理中汤加减等温阳利水，健脾燥湿，均未获效，反增心烦气冲，因来求诊。诊脉细数，舌紫苔腻而干，四肢虽肿但按之并无凹陷。脉症合参，亦诊为阴虚、肝气上逆，自拟以下方。

处方：鳖甲15克，龟板15克，炒杭芍9克，乌梅4枚，枸杞子9克，川楝子9克，菟丝子9克，女贞子9克，山萸肉9克，白薇9克，炒谷芽9克，甘草6克。

方中龟板、鳖甲滋阴潜阳；杭芍、乌梅活血敛阴而养肝；川楝子疏肝理气；枸杞子、菟丝子、女贞子、山萸肉补益肝肾，益精柔肝；白薇清热除烦；谷芽消食健胃以防补药之壅滞。诸药合用，滋阴补血，补养肝肾，收纳耗散之肝气。

服二剂后，多日来之颜面四肢浮肿已消大半，心烦气冲亦现平缓，但突见周身发痒，皮肤干燥。此系阴血不足，津液不行，肌肤失养所致，拟方如下。

处方：鳖甲15克，龟板15克，炙首乌15克，当归15克，丹皮 6 克，炒杭芍 15 克，麦冬 9 克，桑叶 9 克，甘菊花 6 克，乌梅 4 枚，女贞子 9 克，山萸肉 9 克，甘草 6 克。

方中鳖甲、龟板滋阴补血；炙首乌补肝肾，益精血，又能补血祛风；当归、杭芍活血养肝；丹皮清热凉血、活血祛瘀；麦冬、桑叶、菊花、乌梅、萸肉、女贞养肝阴、润肺燥、收纳肝气。

上方服后，肤痒若失，肿胀全消。

【按】治肝诸法，以叶天士为擅长，因肝为刚脏，体阴用阳，发病时，不是"肝用太过"就是"肝体不及"。但临床上亦有肝用被损者，故用药应力戒偏激，因为偏寒偏热，皆难中病。若过温过散，则伤阴而亏其本体；过寒过润，不仅伤阳而抑其升发之机，且易损伤脾胃，导致中气衰败。同时，肝脏体用之正常，全赖血液之濡、肾水之涵、肺气之敛、脾土之培，故用药时，养血、滋肾、敛肺、培土等几方面都要有所照顾，方能遂其条达舒畅之性。上述二例，在这些方面都是有所考虑的。

九、黄疸三例

例一　吴某，男，四十余岁。发热，恶寒，目黄，小便短赤。头昏，不思饮食，腹胀，肝区疼痛已十余日。经西医检查，肝大肋下二横指，肝功能有损伤，诊断为急性黄疸型传染性肝炎，转我所诊治。察其脉弦，舌红，苔黄腻，此系脾失健运，外有表邪，湿热内蕴，发为黄疸。证属阳黄，宜解表宣肺、清热利湿为治，方用《伤寒论》麻黄连翘赤小豆汤加茵陈。

处方：麻绒 6 克，连翘 10 克，赤小豆 15 克，杏仁 10 克，茵陈 10 克，桑白皮 10 克，甘草 5 克，生姜 3 片，大枣 3 个。

此方为"外疏通，内畅遂"之表里两解法。方中用麻黄、杏仁宣肺解表，桑白皮代梓白皮泻肺；赤小豆、连翘、茵陈清热利湿；甘草、生姜、大枣辛甘相合，健脾和中。诸药相配，使肺气得宣，不仅能解除在外之表邪，而且能通调水道，下输膀胱，湿热可由小便分利。

二诊：上方服二剂后，发热稍退，已不恶寒，腻苔亦减，能饮食。但所摄不多，仍觉头昏，目黄，小便短赤。此系湿减热存，继用仲景栀子柏皮汤去甘草加茵陈。

处方：栀子 6 克，黄柏 10 克，茵陈 10 克。

此方继续清降在里之湿热。

三诊：服二剂后，目黄全退，小便转清，唯仍有腹胀，食欲不振。拟方用茵陈六君汤健运脾阳为治。

处方：潞党参 15 克，白术 9 克，法半夏 9 克，茯苓 15 克，陈皮 9 克，茵陈 9 克，甘草 6 克，香附 9 克，生姜 3 片。

连服三剂后，腹胀消失，饮食好转。为巩固疗效，建议守方服十余剂，以作调治。

例二 黄某，女，64 岁。初病微热，头眩身痛，午后恶寒，不思饮食，脘腹闷胀。曾服白术、巴戟、枸杞等补脾肾药，发热增高，两目发黄，转余诊治。症见：舌质红，苔黄厚腻，小便短赤，有灼热感，大便秘结，心烦，脉弦数。呈现一派湿热内蕴之象，治宜清利湿热、表里同治，方用麻黄连翘赤小豆汤合茵陈蒿汤加减。

处方：麻绒 6 克，连翘 10 克，赤小豆 15 克，杏仁 10 克，茵陈 9 克，栀子 6 克，枳实 8 克，神曲 10 克，焦楂 10 克，黄芩 6 克，香薷 3 克，陈皮 6 克，甘草 3 克，竹茹 3 克。

二诊：服上方一剂后，发热减轻，再剂热退，两目发黄已退，肝区痛及舌腻均减，小便转清，仍感胁腹闷胀。此乃肝气郁滞，湿热未尽，仍以清热利湿、疏肝理气为主，改用自拟方柴葛连苡汤加味。

处方：柴胡 9 克，连翘 10 克，葛根 15 克，苡仁 20 克，藿香 6 克，杏仁 10 克，赤芍 15 克，杭芍 10 克，茵陈 9 克，枳实 10 克，甘草 3 克。

三诊：上方服二剂后，舌腻退净，大便畅通，胸闷心烦亦止，唯口苦唇干，夜间虚烦不眠。拟方予温胆汤加味。

处方：陈皮 10 克，法半夏 10 克，茯苓 10 克，枳实 10 克，竹茹 6 克，青蒿 6 克，栀皮 6 克，橘络 6 克，石斛 10 克。

服上方后，虚烦止，能安眠，继予《金匮要略》酸枣仁汤

（枣仁、茯神、知母、川芎、甘草）加山萸肉调治而愈。

例三　张某，女，5个月。初病发热，咳嗽，三日后出现两目发黄。西医诊断为传染性肝炎。症见：舌苔黄腻，脉浮数。此为表邪未解，里有湿热，肺失肃降，胆气上逆。予麻黄连翘赤小豆汤加茵陈。

处方：麻黄5克，连翘6克，赤小豆10克，杏仁6克，茵陈5克，桑白皮5克，甘草3克，生姜2片，大枣1个。

此方表里两解，为外有表邪，里有湿热郁蒸所致发黄之效方。

二诊：服上方一剂后，微汗出，热退，咳减。唯舌苔尚腻，是湿热未尽，予三仁化湿汤加茵陈。

处方：杏仁5克，苡仁6克，白蔻仁3克，京夏6克，茯苓9克，通草3克，厚朴3克，茵陈5克，陈皮3克，竹茹3克。

服二剂后，咳止苔退，继予参苓白术散加茵陈调治而愈。方中京夏，是用半夏加生石灰、甘草、栀子按一定比例浸泡、干燥而成，色黄，半夏之燥性已减，故儿科多用之。

十、胁肋膜胀疼痛

陈某，男，35岁。患胁肋膜胀疼痛已月余，西医诊断为无黄疸性肝炎，肝、脾均肿大三横指，转余诊治。症见胁痛，口苦，心烦，食欲不振。脉弦，舌苔薄腻。此乃肝气郁滞，脾运失常，治宜理气解郁、健脾养肝、活血祛瘀之剂，方用丹栀逍遥散加减。

处方：当归15克，杭芍9克，柴胡9克，白术9克，茯苓9克，麦芽9克，薄荷6克，丹皮6克，栀子6克，丹参15克，乌梅3个。

胀满不食甘，故去甘草，加乌梅以养肝，再加丹参和血祛瘀生新，解除胁下瘀滞。

二诊：服药二剂后，胁肋疼痛减轻。再就上方去乌梅，加香附9克，胡黄连6克，以理气解郁，养肝清热。

三诊：服药二剂后，胁肋疼痛大减。继用下方以疏肝止痛，化瘀破积为治。

处方：川楝子6克，乳香6克，没药9克，三棱9克，莪术6克，甘草6克。

四诊：服药四剂后，肝脾肿大缩小，仅余一横指。再参合前法，以疏肝化积佐升举脾阳为治，用张锡纯升陷汤加味。

处方：黄芪15克，炒知母6克，柴胡9克，桔梗3克，当归15克，川芎6克，干姜9克，乳香6克，没药6克，龙骨15克，牡蛎15克。

上方连服三剂，胁痛全止，肝脾肿大消失。继用张锡纯活络效灵丹加味调治，以巩固疗效。

处方：丹参15克，当归10克，乳香3克，没药6克，郁金6

克，绿豆 15 克，杭芍 15 克，柴胡 6 克，山萸肉 15 克，乌梅 3 个。

十一、肝虚脾湿下肢肿痛

李某，男，30 岁。患者双下肢肿痛已三月余，面色萎黄，举步缓慢而感疼痛，久治未愈，曾经某医院诊为营养不良。舌质淡，苔薄白，右脉沉缓，左脉微弱。系脾虚运化失司，水湿积于下肢而为肿，肝虚疏泄不及，以致经络闭塞，气血凝滞而作痛。先予健脾扶中，散寒运湿。

处方：生大蒜（去皮）30 克，花生米（连皮）60 克，大枣 10 个。

方中花生米甘、辛、体润气香，性平无毒，健脾开胃，有滋养之功效；大枣甘、平入脾，补益脾胃而扶中；大蒜辛、温，入胃、大肠二经，功能散寒湿、辟阴邪、下气暖中、解毒行水。

二诊：上方连服五剂后肿消，唯下肢仍觉疼痛，左脉微弱不起，乃肝虚、气血瘀滞所致。治以补肝祛瘀、活络止痛之剂，用张锡纯《医学衷中参西录》曲直汤加黄芪治之。

处方：黄芪 15 克，炒知母 9 克，山萸肉 15 克，紫丹参 15 克，当归 15 克，乳香 6 克，没药 6 克。

是方张氏原注"治肝虚腿疼，左部脉微弱者"，余据病情改变剂量而投之，连服三剂而痛止病愈。

　　方中山萸肉补肝，丹参、当归、乳香、没药疏通气血，活络祛瘀而止痛。因久病体虚，故加黄芪以补气，知母监制黄芪之热。制方得体，加减适宜，用之必效。

　　至于肝虚腿疼之理，张氏论之颇详，余不复述。

内伤·肾系疾病

一、风水

刘某，女，13 岁。发热、咳嗽、呕吐，继之颜面眼睑浮肿，血尿。西医诊断为急性肾炎，治疗一周，见效不显，转余诊治。症现发热持续一周不退，咳嗽较剧且呕吐，尿短频，肉眼血尿。脉浮而数，舌质红，苔白而干。此系外受风热之邪，内有水湿蕴结，以致肺失宣降而发热咳嗽。胃气上逆则呕吐，水湿蕴结，郁而化热，下注膀胱则为血尿。证属风水，治宜宣肺清热、理气利湿为当务之急，予自拟方桑叶连贝散加减。

处方：桑叶 10 克，连翘 10 克，贝母 10 克，陈皮 10 克，茯苓 15 克，焦楂 20 克，杏仁 10 克，藿香 6 克，枯芩 6 克，竹茹 3 克。

方中桑叶、连翘、枯芩、贝母、杏仁宣肺清热，藿香、茯苓、陈皮理气利湿，焦楂化腑热、去瘀滞，竹茹清热止呕。

二诊：上方服二剂，发热退，咳嗽减，脉浮数已转微紧。舌干转润，仍有薄白苔。面浮，仍有血尿，呕吐未止。此时风邪虽减而胃气不和，宜化饮降逆止呕为治，用《金匮》小半夏汤。

处方：法半夏9克，生姜30克。

方中重用生姜发表行水散寒，配法半夏和中降逆而止呕。

三诊：服一剂后，呕吐止，面浮略减。仍有微咳，血尿仍存。此系表邪未尽，太阳气机郁遏不畅，用桂麻各半汤加减。

处方：麻绒6克，杏仁9克，桂枝9克，杭芍10克，苏叶6克，防风6克，陈皮6克，甘草6克，生姜3片。

桂麻各半汤开太阳气机，以解太阳未尽之表邪，发汗行水；加苏叶、陈皮、防风辛香理气，祛风胜湿。

四诊：服一剂后，面浮遂减，小便较前增多，苔转腻，脉转沉细。此水饮已有外泄之征象。此时血尿虽存，但心肺阳虚之征已现。用自拟姜桂苓半汤以扶心肺之阳。

处方：生姜9克，桂枝9克，茯苓15克，法半夏9克。

方解见本书医论篇"姜桂苓半汤理法"。

五诊：服二剂后，面浮消，苔腻已退，血尿减少。用《伤寒论》猪苓汤利湿、育阴，泻未尽之余热。此方连服五剂后，血尿全止，面浮全消。

【按】本例水气上泛之因，为风邪外袭，肺失宣降，胃气不和，膀胱气化不利，故而不能通调水道，以致在上而为咳嗽、面浮，在中则为呕吐水饮，风邪不能及时宣散，与内蕴之水饮郁而化热，在下则为血尿。治疗关键在于分清表里，宣通肺气，清散风热之邪为急。俟风热之邪宣散，再予小半夏汤化饮降逆，和中止呕。进而以桂麻各半汤开太阳气机，再佐以姜桂苓半汤，复心肺之阳而助宣肺化饮之力。待阳复，继以猪苓汤育阴、利湿，泻未尽之余热而治血尿。此证如果表邪未尽，即用里证之猪苓汤，无异引邪深入，关门缉盗，病势缠绵，难期速效。本例虽有血尿，而用桂麻各半汤意在宣通膀胱气机，使病邪外散，用姜桂苓半汤者，意在助心肺之阳，为下步用猪苓汤创造育阴、利湿之条件。

二、元阳衰惫浮肿

孙某，男，8岁。全身浮肿已三月余，尤以面目及四肢为甚，求医殆遍，多以五苓散、五皮饮一类通套方剂施治。又兼西药利尿剂屡用，不但无效，反而病势日增。某医院诊断为慢性肾炎，请余会诊。诊见患者面青暗滞，精神委顿，四肢不温，口不渴，浮肿按之凹陷久而不起，舌白滑，脉沉细。脉症合参，已显露元阳衰惫之象。急宜扶阳抑阴，用《伤寒论》茯苓四逆汤去人参。

处方：附片60克，茯苓15克，干姜15克，炙甘草6克。

此方旨在峻扶元阳，温肾行水。

二诊：服上方三剂后，小便通，肿势减。继用《伤寒论》理中汤加附子。

处方：附子 60 克，潞党参 15 克，白术 9 克，干姜 9 克，炙甘草 6 克。

此方重在温肾理中，扶助元阳。

三诊：服三剂，肿胀续减。唯小便量尚少，显系温阳之力犹嫌不足。予《伤寒论》白通汤，重用姜、附，交通阴阳，宣达气机。

处方：附片 90 克，干姜 24 克，葱白 3 个。

四诊：服二剂后，小便通畅，肿势大减。嘱原方再服五剂，症状消失。

【按】慢性肾炎，多属脾肾两虚，元阳衰惫，故不可徒事利尿驱邪，舍本逐末。《内经》云："善诊者，察色按脉，先别阴阳。"临证时宜把握阴阳，权衡利弊。本症全身浮肿，面青暗滞，精神委顿，四肢不温，已属正气大虚，元阳不振，机体气化功能衰惫，急当温补以增强气化功能。张景岳曾说："温补即所以化气，气化而愈者，愈出自然。"故临床上，凡遇本病属阳虚者，直接温补阳气，宣通气化，不利尿而尿自通，不消肿而肿自退。

三、五脏虚损浮肿

邓教授，男，50 余岁。于 1951 年患全身水肿，历时半年，经住院治疗，抽水、利尿均未见效，病势危重，延余往诊。初诊之时，即见其面色不华，额部黧黑，头倾视深，毛发、爪甲、皮肤、唇齿均见憔悴枯槁之象。目无精光，神倦息短，动则喘促。两脚显著浮肿，腹部鼓胀，小便短涩。失眠，多梦，肿势延及阴囊。舌苔黄腻而润，脉空无根。

"冰冻三尺，非一日之寒"，病势至此，亦非一朝一夕。综合言之，此症五脏虚损，精血大亏，神气将脱。何以知之？盖心主血，其华在面，其充在血脉，发为血之余。心脏亏损，故面色无华，脉空无根，并见毛发枯槁。心藏神，神不守舍，故见失眠、多梦。心阳源于肾阳，心阳亏，肾阳亦亏。肾属水，其色黑，肾水上泛，则额现黧黑。肾主骨，齿乃骨之余，肾亏则齿枯。肝肾同源，肾精上注于目，肝开窍于目，肝肾两亏，精血不足，则目精无光。肝主筋，其华在爪，肝血不足，故爪甲枯焦。肺合皮毛，肺气不足，则皮毛憔悴。今心肺肝肾均亏，脾为中土，亦未有不亏者，其肿势之泛滥，与脾之不能制水有关。更有甚者，头倾视深，目无光泽，为神将脱绝之候。所幸尚能进食，食能知味。精神虽困顿，神识尚清楚。生机未绝，应尽力救治。但五脏俱病，何以为主？经曰"肾为先天之本"，应以肾为根本。故此症之治，必须峻补命门，俾元气得复，其症始可望愈。然久病之人，最易感受风寒湿邪，导致经络闭塞，应先温阳解表，疏通经络，使经络疏通，气血畅行，然后再以峻补命门之剂，始可化气而行水。辨证清，立法定，遂决定先用自拟方附子桂枝独活寄生汤。

处方：附片60克，桂枝9克，杭芍9克，法半夏9克，茯苓15克，川芎6克，独活6克，防风9克，桑寄生15克，陈皮6克，台乌9克，甘草6克，生姜3片，大枣2个。

上方服三剂，患者感到全身舒适，说明经络疏通。急宜直补命门，兼利水治之，方用严用和济生肾气汤。

处方：附片90克，熟地15克，怀山药15克，茯苓24克，泽泻9克，怀牛膝9克，肉桂15克，粉丹皮6克，山萸肉12克，车前子9克。

汪讱庵解是方曰："此太阴、少阴药也。土为万物之母，脾虚则土不能制水而洋溢，水为万物之源（小注略，下同），肾虚则水不安其位而妄行，以致泛滥皮肤肢体之间。因而攻之，虚虚之祸，不待言矣。桂附八味丸滋真阴而能行水，补命火因以强脾，加车前子利小便则不走气，加牛膝益肝肾，借以下行，故使水道通而肿胀已，又无损于真元也。"

喻嘉言用此方，主张以附子为君药，指出"肾之关门不开，必以附子回阳，蒸动肾气，其关始开，胃中积水始下，以阳主开故也。"此言实有至理。

余治此症，因恐病重药轻，不能胜任，故施用上方，全作大剂。初服数剂，病未稍动，守方服至二十七剂，有时加赤石脂60克于方中，以加强补土之力。至是，小便渐利，肿亦渐消。然五脏俱虚，补肾已达相当阶段，则兼补肝血亦为当务之急，易方用景岳右归饮和桂附八味丸化裁。

处方：黑附片 60 克，熟地黄 30 克，怀山药 21 克，山萸肉 12 克，泽泻 9 克，上肉桂 15 克，杜仲 30 克，土炒当归 15 克，枸杞子 15 克，小茴香 6 克，茯苓 15 克，炙甘草 3 克，赤石脂 60 克。

此方用意，附、桂温补肾阳，配熟地黄、山萸肉、怀山药补阴，可使阳复而有所依附；而熟地黄、山萸肉、山药补阴，得桂附之助阳，可以蒸腾肾气，使肾阳旺盛；仍用茯苓、泽泻渗利水湿，使补中有泻；用杜仲、枸杞子强腰肾；当归补肝血；赤石脂、小茴香健脾利气。服至二十余剂，小便较长，肿势大消。唯每天午后肿胀反复，此由于阳虽回，但尚不足以制阴。改以白通汤、四逆汤各数剂后，午后肿胀得以控制。再以理中汤温脾阳、祛中寒，由此肿势全消，息已不短。但患者至此骨瘦如柴，羸弱不堪，心悸失眠，脉如蛛丝，足不任地。此久病后真阴枯涸，有转痿症之虞，应本"损者益之"，"精不足者，补之以味"，用血肉有情之品服食之。

处方：老肥鸭 1 只，老母鸡 1 只，猪蹄筋 60 克，海参 30 克，枸杞子 30 克。

上方配齐，混合炖熟，仅饮其汁，一日数次。方中老鸭最能滋阴，为虚劳圣药。老母鸡治虚损，长于养血补气。猪蹄筋填精补髓，海参、枸杞滋肾益精。

服至五剂，脚已能立，且能行走，皮肉渐充，毛发爪甲均转润泽，心悸失眠已除，饮食增进，病情遂逐渐好转而康复。

四、暑湿癃闭

邵某，男，四十余岁。体质素健，曾患痔疮，经数次开刀割治未愈。于 1949 年春复发，下血不止，入昆明惠滇医院再次手术割治。术后数月，体质尚未恢复，随即并发"尿路感染"，小便不通，胸腹胀痛，每天均须导尿，病者痛苦不堪。然邵某早年曾留学德国，素不信中医。时患者已卧床不起，面垢发热，自汗，懒言，身重而痛。小便不通，脉象濡细，苔白腻。病属癃闭，系由暑湿内蕴，膀胱气化不利所致。治当清暑利湿，暑湿解，其小便自然通利。方用平胃散合六一散加扁豆。

处方：炒苍术 9 克，炒厚朴 9 克，广陈皮 6 克，六一散 9 克（布包煎），扁豆 9 克，甘草梢 4.5 克。

方中六一散利湿泻热，平胃散燥湿健脾、理气除满，加扁豆清暑利湿。全方解暑利湿，通利小便。

二诊：上方服一剂，发热退其半，身痛全止，面垢渐退，腻苔渐消，小便略通。再踵前意，加通阳化气之品，易方用大橘皮汤加减。

处方：六一散 9 克（布包煎），炒泽泻 9 克，炒白术 9 克，茯苓 15 克，猪苓 9 克，桂枝 9 克，干姜 9 克，广木香 3 克，广陈皮

6克，扁豆9克，槟榔6克。

五苓散化气利尿；六一散利湿泻热；槟榔为坠下之品，又能消胀利水，陈皮、木香利气，余加扁豆解暑利湿。尤妙在干姜配桂枝，用以温阳化气，促使小便通利。《素问·灵兰秘典论》曰："膀胱者，州都之官，津液藏焉，气化则能出矣。"方中用姜、桂两味者即本此义也。

三诊：服上方后，发热全退，小便较昨畅通，患者乃以悦快之声调告余曰："小便经化验，菌已减少十之二矣！"唯因病久体弱，精神疲倦，饮食欠佳，脉弱无力，舌苔薄白。应益气健脾，增强机体抵抗力，方用《局方》六君子汤。

处方：苏条参15克，炒白术12克，法半夏9克，炙甘草6克，陈皮6克，烧生姜3片，大枣3个，茯苓15克。

本方培元固本，使气足脾运，则诸脏受荫，不仅膀胱功能可望恢复，体力亦可因之增强。方中条参补益元气，白术、茯苓健脾燥湿而利水，陈皮利气，法半夏燥湿降逆，炙草甘温益气，和胃补中，姜枣补益元气。

四诊：精神大佳，小便稍长，已不必再导尿，脉已有力。今虽气足脾运，但尿中尚有细菌。系余邪未尽，还应正本清源，三焦并治，以根治其癃闭。方用《局方》清心莲子饮和《类证治裁》萆薢分清饮合方化裁。

处方：黄芪15克，白术12克，升麻6克，焦黄柏6克，萆薢9克，橘核6克，茯苓15克，莲子9克，石菖蒲3克，车前子9克，甘草梢4.5克，淡竹叶9克，灯心1束。

方中黄柏坚肾益阴，最能祛湿，且能利小便之涩结；橘核行肝气；菖蒲化浊通窍；萆薢、茯苓、草梢、车前、灯心、竹叶清热利尿。妙在加黄芪、升麻益气升举，助以白术、莲子健脾运湿。全方合用，以增强三焦气化。《素问·灵兰秘典论》曰："三焦者，决渎之官，水道出焉。"上焦不宣，则下焦不通，开其上则下自通，此治癃闭之关键所在。本方主治在下而兼及中上，使三焦气化畅行而水道自通也。

五诊和六诊均依上法加减，唯白术一味，自12克加至30克，因扶脾大有助于利水也。如是施治，小便中所含细菌，由七万减至四万。服本方第二剂后，即降至二千，服三剂后竟减至二百。至是小便全通，毫无痛苦，诸症告愈。患者欣喜异常，握手言谢，深悔昔日鄙视中医药之咎也。

不日出院，嘱以桂附八味丸调理。复查验尿，细菌全无，且已精神焕发，体健如常矣！

【按】癃闭一证，有虚有实，其要不外水道气机阻滞。本例由暑湿内蕴，膀胱气化不利引起。初期亦实证也。《素问·至真要大论》曰："必伏其所主，而先其所因。"审证求因，病既由暑湿引起，则解暑亦可治癃闭，扶正亦可驱邪外出。最后专治下焦，但加重白术以健中，用升麻、黄芪以举上，其要义已在第四诊中说明。中医视人体为上下联系、内外相通的统一整体，最忌头痛医头、脚痛医脚之形而上学观点。

五、脏寒癃胀

李某，男，四十岁。患腰痛，小便急胀，夜睡不安，经封闭、理疗等，久治未愈，延余诊治。诊其脉沉而弦，舌青滑。此症腰痛，且兼小便急胀，显系肾阳大虚，肝气下陷所致。以肝主疏泄，肾主闭藏。今肾阳大虚，水寒不能生木，肝气下陷而不能生心火。火者，阳也。心火不足，心阳即虚。心阳通于肾阳，心阳虚，肾阳亦虚，故见上述诸症。治法应大温心阳，暖肾温肝。方用肉桂生姜汤。

处方：上肉桂9克，生姜30克。

上方肉桂一味，黄坤载谓："味甘辛，气香，性温，入足厥阴肝经，温肝暖血，破瘀消癥，逐腰腿湿寒，驱腹胁疼痛。"张锡纯谓肉桂"性能下达，暖丹田，壮元阳，补相火。其色紫赤，又善补助君火，温通血脉，治周身血脉因寒而痹，故治关节腰肢疼痛……"因此，余临证，每用肉桂强心，更用肉桂暖肾温肝而升肝木之下陷。以肝木得温始升，肝升才能恢复其正常的疏泄功能。生姜辛温，黄氏谓本品"入肺胃而驱浊，走肝脾而行滞"，"调和脏腑，宣达荣卫"。二药配伍，不仅温扶心阳，更能暖肾温肝。

患者服上方一剂，即感腰痛减轻，小便急胀亦减，睡眠亦较安适。宜进一步强心温肾，以交阴阳。方用白通汤加味。

处方：黑附片60克，干姜15克，葱白3茎，上肉桂9克，茯苓15克。

方中白通汤以交阴阳，加肉桂、茯苓以升肝木下陷，附子得肉桂又能强心温肾。心肾为先天之本，乃全身阳气之主。嘱服三剂，诸症好转大半。继用扶阳祛寒，补肾强腰之剂，用四逆汤与刘河间金刚丸加味。

处方：黑附片60克，干姜9克，炙甘草6克，炒杜仲15克，炒续断9克，肉苁蓉9克，菟丝子9克，萆薢9克。

上方以四逆汤扶元阳，其余诸药，补肝肾，强腰膝，治腰痛。金刚丸系治腰痛骨痿之效方。连服十余剂，症状消失。

【整理者按】本例初诊症状虽较简略，然从舌脉也可知为阳虚、寒湿阻滞。此与肝经湿热所致小便急胀又有不同。阳虚之小便急胀，当有面色㿠白，或面色青暗，身重畏寒，目瞑嗜卧，少气懒言，手足逆冷，舌白滑或青滑，脉象沉细或沉弱或沉弦等症。治宜温阳散寒，故可用肉桂生姜汤。属肝经湿热者，多见口苦咽干，胁痛烦躁易怒，小便虽急胀，其色必黄赤，舌苔黄腻，脉象弦数。治宜清肝经湿热，可用龙胆泻肝汤之类。辨证不同，治法迥异。

　　肉桂生姜汤系戴老习用的强心方剂，药简义深，凡心肺疾患，出现心肺阳虚或心阳不振，症见唇舌青暗、心胸闷痛、喘息憋气、寒痰上泛者，俱可用此方治之。本方又治心肺阳虚所致鼻流清涕不止等症。

内伤·脑系疾病

一、头痛八例

例一 李某，女，43岁，患头痛日久，来所就诊。自诉：每日工作即感头痛脑鸣，目眩，心烦，休息即止。口中干燥少津，舌色紫，脉细数。脉症合参，系用脑过度，肾水亏虚，不能涵养肝木，以致风火上扰清空。治当滋肾水，养肝木，息风火。用六味地黄汤加味。

处方：生地15克，粉丹皮10克，泽泻9克，茯苓9克，怀山药15克，柴胡6克，蔓荆子9克，钩藤10克。

六味地黄汤为治肝肾不足、真阴亏损之名方。此例即为肝肾阴虚是病之本，故用此方加蔓荆子搜风凉血，且止脑鸣，柴胡疏肝达郁，畅达气血，并升举清气，钩藤平肝息风，三味加入六味地黄汤中，则有滋水养肝，息风之效。

上方服五剂，各证均减。

二诊：脉已不数，舌转红润。拟三才封髓丹育阴滋肾，以作巩固。

例二　王某，女，30 余岁，患头痛，目眩且胀，尤以眉棱骨胀甚。脉弦兼数，口干，舌略红。脉症合参，此系血虚生风。法当养血祛风为治。

处方：黄芪 15 克，当归 12 克，柴胡 6 克，刺蒺藜 10 克，白芷 6 克，钩藤 10 克，明天麻 15 克，枸杞子 15 克，桑叶 6 克，菊花 6 克。

肝藏血，血虚即是肝虚。本方黄芪、当归为当归补血汤，补气益血，佐枸杞子滋肾补肝，为治本之图。加柴胡达木郁以调畅气血，白芷祛风止痛，钩藤、刺蒺藜、菊花平肝息风，天麻独入肝经，尤增强治虚风内动之效。菊花一味《本经》称其"主诸风肿痛，目欲脱泪出"。此方组合对血虚生风之头痛，尤为切合，乃本"治风先行血，血行风自灭"之旨。

二诊：上方服三剂后，头痛止，眉棱骨胀亦减轻。仍守原方去黄芪加黑豆 10 克，荷顶 10 克，再服三剂，诸证悉除。

例三　武某，男，45 岁，患头痛引左颈麻木疼痛不能转侧已十余年，曾经多方治疗，效未显，转余诊治。按其脉濡滑，舌淡苔白腻。自诉：痛甚时欲呕，常感四肢酸困。证属寒湿不化所致，拟温阳化湿通络为治。予自拟小白附子汤。

处方：小白附子 30 克，天麻 15 克，法半夏 10 克，茯苓 15 克，薏苡仁 20 克，川芎 6 克，藁本 6 克，独活 6 克，吴白芷 6 克，防风 6 克，桂枝 10 克，甘草 3 克，生姜 10 克，大枣 10 克。

嘱患者守方服用，共服至三十余剂，十余年之顽固疾患竟愈，至今多年未发。

【按】小白附子一方，为余多年临床常用有效方剂。举凡体功不足，阳虚外感，或寒湿阻滞经络所致之头痛，用之均有疗效。

余曾以此方治一李姓妇女，40 余岁，患两下肢剧烈疼痛，且出现对称性红斑。诊为营卫阻滞，气机不调，用小白附子汤加羌活、秦艽五剂而愈。

例四　李某，男，四十余岁，患头顶疼痛，已历数月之久，兼见失眠、耳鸣、心烦，不能任劳。某医以肾阳虚论治，用附片、狗脊、白术、吴茱萸、肉桂、寄生、黄芪、党参和干姜等药治之。服二剂后，头顶疼痛加剧，转余诊治。查其脉弦滑，舌苔白腻。详细询问，曾因长期工作劳烦，忧思伤脾，脾阳不足，痰厥生风所致。拟方以李东垣半夏白术天麻汤加味。

处方：法半夏 10 克，白术 9 克，明天麻 15 克，陈皮 6 克，茯苓 10 克，潞党参 15 克，黄芪 15 克，泽泻 9 克，焦黄柏 6 克，苍术 9 克，麦芽 6 克，干姜 9 克，神曲 15 克，菊花 6 克，蔓荆子 9 克。

痰厥头痛，非半夏不能疗；虚风眩晕非天麻不能除；党参、黄芪甘温益气健脾；白术、苍术，甘、苦、温，健脾燥湿，补益脾阳；陈皮理气化痰；神曲、麦芽消食和胃，去胃中积滞；干姜温中散寒；黄柏坚肾益阴而退虚热；泽泻利水渗湿；茯苓渗湿健脾；加蔓荆子、菊花疏散风热。诸药共呈健脾燥湿、祛痰，宣散风热之功。

二诊：服上方二剂，头顶疼痛大减，唯尚眩晕，耳鸣。午后心烦，唇舌略紫。此乃湿郁化热，加之元阴不足，相火浮动。拟"蓄鱼置介"法。方用自拟首乌黑芝麻散加减。

处方：龟板 15 克，首乌 10 克，黑芝麻 15 克，龙骨 15 克，牡蛎 15 克，钩藤 10 克，茯神 15 克，石斛 10 克，桑叶 9 克，菊花 6 克，栀子 6 克，甘草 6 克。

方中首乌、黑芝麻补肝肾益气血；龙骨、牡蛎重镇安神；石斛清虚热；栀子苦寒泻火、凉血清心；桑叶、菊花、钩藤平肝息风，以治头眩。

三诊：服二剂后，头顶疼痛消失，仍有心烦失眠。用龙虎丹以交心肾。

处方：川附片 30 克，上肉桂 6 克，云黄连 5 克，龙骨 15 克，牡蛎 15 克，炒枣仁 15 克，茯神 15 克，干姜 9 克，甘草 6 克，桂枝 9 克。

附片、枣仁以强心，黄连、肉桂即交泰丸以交心肾，任心火下注于肾，肾水温则上济于心，水火相济则神安。桂枝、甘草、龙骨、牡蛎即《伤寒论》桂枝甘草龙骨牡蛎汤。桂枝和营血而扶心阳，龙、牡收浮越之阳而复阴，茯神宁心安神，甘草、干姜温中阳。

四诊：服一剂后，心烦大减，竟已得寐。嘱用原方再进二剂，并用龟龄集二瓶调理而愈。

龟龄集系我国最早的升炼剂之一，采用多种珍贵的动、植物药材炼制而成，有强身健脑，固肾补气，调整肝肾之功。

例五　胡某，男，25 岁，患头痛且胀，痛引前额，午后尤剧，病已月余。曾服止痛药效未显，转余诊治。其脉弦数，舌质红苔黄腻，心烦，口干。脉症合参诊为胆胃郁热、风热上乘所致。选用自拟菊花粉葛汤加味。

处方：菊花 6 克，粉葛 20 克，吴芷 10 克，川芎 6 克，蔓荆子 9 克，炒荆芥 6 克，薄荷 6 克，连翘 10 克，枯芩 6 克，焦楂 15 克，荷顶 10 克。

二诊：上方服二剂后，头胀痛遂止，脉已不数尚弦，苔黄腻略减，尤感心烦。用温胆汤加味，继清胆胃郁热。

处方：陈皮 10 克，法半夏 10 克，茯苓 15 克，枳实 9 克，青蒿 6 克，吴芷 6 克，夏枯花 6 克，甘草 3 克，竹茹 3 克，荷顶 10 克，桑叶 10 克。

上方服三剂，诸证消失而愈。

例六 张某，女，40 余岁，经期前即感头痛绵绵不休，历时已年余。诊脉细弦，舌淡润无苔。此系血虚生风兼肝气不舒。本《内经》木郁达之，法当养血疏肝解郁。用逍遥散加味。

处方：当归 20 克，柴胡 9 克，白术 10 克，茯苓 10 克，薄荷 6 克，藁本 6 克，明天麻 15 克，吴芷 9 克，川芎 6 克，杭芍 10 克，炙甘草 6 克，炮姜 6 克，荷顶 10 克。

当归、杭芍补血和营养肝；茯苓、白术健脾补中；柴胡、薄荷疏肝解郁；加天麻、吴芷、川芎活血祛风止痛；炙甘草、炮姜苦甘化阴；与归、芍合用有调和气血之功。诸药共呈健脾养血、祛风解郁止痛之效。仅服三剂而痛即止。嘱每月经期前守方服三剂。服三月，多年经前头痛即未再发。

例七 王某，女，27 岁。病由产后血虚受寒，致头痛隐隐，持续一年，遇风更甚。经多方治疗，疼痛虽有所减轻，但未根治，每遇风头痛即发。诊其脉沉细，舌淡无苔，畏风特甚。脉症合参，系肝血不足，血虚生风。法当补血养肝祛风。用加味愈风散。

处方：当归 20 克，黑豆 10 克，炒荆芥 6 克，独活 6 克，荷顶 10 克。

方中炒荆芥轻散血中风寒，当归、黑豆养肝和血，再加独活散肾经伏风，并佐荆芥以增强祛风之力。

服上方十余剂后，头痛、畏风消除而愈。

临床实践证明，本方药味虽简而功效显著，曾用本方治疗产后血虚生风所致之头痛，或产后血虚受寒所致之发热头身痛，无不药到病除。治案较多，不再另举。

例八　杨某，女，38岁。产后曾大出血，服药血止后即现头痛，时作眩晕，面赤灼热。脉细，舌淡润。此为阴血暴虚，阳无所附，故面赤灼热，乃假热征象也，气血不能上荣于脑，故头痛；血虚生风，故时作眩晕。拟方以补水汤合当归补血汤，大补气血而滋水为治。

处方：西洋参15克，当归15克，黄芪20克，焦黄柏6克，白蜜15克。

方中西洋参、黄柏、白蜜为郑钦安之补水汤，有大滋肾水之功。西洋参大补心气，黄柏苦以坚肾，合白蜜之甘，苦甘化阴，阴得化生而血液不竭。加当归补血汤，补气补血，使气充血旺，浮阳得以潜纳。

二诊：上方服二剂后，头痛眩晕好转，阳气收纳，面赤灼热转为苍白。拟归脾汤去木香、白术加天麻、法半夏、杭芍继补心脾。

上方续服三剂，头痛眩晕悉除。

【按】头居人体最高位。手足三阳经和主一身阳气的督脉及足厥阴肝经均上会于头，所以说"头为诸阳之会"，凡五脏精华之血、六腑清阳之气皆上会于此。头痛一证，有内伤与外感之分。外感头痛不外六淫之邪循经上犯，治疗关键在于分清六淫之性质、体质之强弱，掌握经络循行部位，则不难辨也。所难辨者，内伤头痛，证情较复杂，纯虚与纯实者易治，虚实互见、寒热相兼者，则较为难治，非一方一法所能取效。宜方随证变，尤其掌握体质因素最关重要。治病必求其本，非见痛止痛所能见效。上述八例，均属临床所常见，特为立案，以备参考。

二、高年中风

孙某，男，80余岁。家属代诉：平素嗜酒，曾患风湿，关节疼痛、足不任地多年。因神志昏迷，住某医院，诊断为中风症，治疗无效，延余会诊。症见：昏迷，喉间痰鸣，面色枯焦而紫赤，不大便已十余日，病势严重。苔白腻，脉弦数。症由湿痰内蕴，郁久化热所致。治法本应清化痰热，但苔白腻为湿痰兼夹之象，且又在高年，心肺之阳易虚。治疗先以温扶心肺之阳、降逆化痰、行水散结之剂，用姜桂苓半汤以干姜易生姜，消息之。

处方：桂枝9克，茯苓15克，胆汁炒半夏9克，生姜9克。

服药一剂后，舌苔白腻转黄，热象显露。此时症结所在，以通便为当务之急。患者年事虽高，但证现实热，本"有故无殒"之旨，予黄龙汤加减。

处方：生地 15 克，当归 15 克，厚朴 9 克，枳实 6 克，酒军 9 克，元明粉 9 克，党参 15 克，白蜜 15 克。

此方主治应下失下、肠燥津枯、痞满坚实俱备之证，故用大承气汤急攻其急，并加党参以固元气，当归、生地、白蜜滋阴养血。如此攻补兼施，下则无碍。

三诊：服一剂，大便仍不通，易方用大承气汤（枳实、厚朴、大黄、芒硝）以攻积，加白蜜 18 克以润肠，加瓜蒌仁 9 克以宽中润下。

四诊：服一剂，病无增减，因病势积重难通，再易方用小承气汤（枳实、厚朴、大黄）加白蜜 18 克，瓜蒌仁 9 克，当归 15 克，白芍 12 克，以养血润燥。

连服五剂，大便渐通，神志渐清。继服养血润燥活络之剂调理后，下肢行动自如，康复如初。

三、类中风

苏某，女，50 余岁。婚后迄未孕育，常自苦闷，忧郁成疾，遂患臌胀。经西医治疗虽有好转，于 1951 年春，因饮食不慎以致大吐，旋即昏迷不省人事，送医院急救，历三日仍处于昏迷状态。

某中医以小续命汤，服之不应，并称患者循衣摸床，病已不治，家人为其料理后事。延至第五日，始延余往诊。据其体质素弱，又常忧郁。今病昏迷，唇色润活，舌苔白燥，脉沉细和缓，触之无汗，并无口开、手撒、声鼾、眼合、遗尿、汗出如油等绝症败象，是皆元气内竭，病况危殆。

思之良久，乃谓家人曰："此症系血虚肝郁，又经大吐伤中，湿聚痰生，以致肝风内动，风痰纠结，猝倒无知，昏迷不醒，不食、不便已五日。幸无其他败象，脉沉细和缓，来去分明，胃气未绝，尚有挽回余地。至于猝倒无知，舌强不语，系阴火（肝肾虚火）上冲，风痰上扰。若用药偏温，则反助火势，偏凉则中宫更伤，今唯有扶正祛邪、息风化痰一注。"乃处以下方。

处方：羚羊角 3 克，枣仁 12 克，上肉桂 6 克，附片 3 克，天麻 9 克，羌活 6 克，防风 9 克，桑叶 6 克，菊花 6 克，甘草 5 克，竹沥 2 匙。姜汁少许为引。

此方即资寿解语汤（出自《医方大成》）加桑叶、菊花也。方中羚羊角、天麻、桑叶、菊花清肝息风，尤以羚羊角镇痉治头目之风最效；竹沥、姜汁化痰；羌活、防风镇痛、镇痉而祛风；用肉桂引火归原，配附片，枣仁强心温肾，扶助机体，增强抗力；甘草和中。诸药合用，有息风化痰、引火归原、扶正祛邪之效。

上方服后，神识较清，已能识人，唯身重不能转侧，头闷痛，恶心。舌苔由白燥转白腻，脉由沉细转弦滑。此内湿素盛，痰湿上逆，治应除湿、祛风、益气、扶脾、涤痰。方用李东垣半夏天麻白术汤。

处方：法半夏9克，白术9克，明天麻9克，烧神曲9克，炒麦芽9克，茯苓15克，炒苍术9克，陈皮6克，泽泻9克，北口芪15克，潞党参15克，干姜9克，焦黄柏6克。

三诊：上方服二剂，神识更清，但仍不能起床。自以为病势好转，虑余诊务繁忙，乃另邀某医做调理治疗，处以大橘皮汤加减，药用茯苓、猪苓、泽泻、桂枝、白术、木香、陈皮、槟榔、六一散、扁豆等。服后即见烦躁、失眠、手足抽搐，复延余诊。症见：脉弦细，舌红燥。盖由利湿伤阴，阴虚动风，肝阳不潜，治应柔肝息风，安神定志。予自拟首乌黑芝麻散和桂枝龙骨牡蛎汤加减。

处方：炙首乌15克，黑芝麻15克，金石斛6克，钩藤9克，桑叶9克，菊花6克，桂枝9克，杭芍9克，龙骨15克，牡蛎15克，甘草5克。

方中首乌、黑芝麻滋养肝肾，补血祛风；石斛益阴补精；钩藤、桑叶、菊花清肝息风，平降肝阳；桂、芍、龙、牡、草，安神定志，潜镇浮阳。

连服三剂，抽搐已止，渐能活动，烦躁失眠症亦减去七八，宜继续养血柔肝、育阴潜阳治之，方用自制二甲散加减。

处方：龟板15克，鳖甲15克，龙骨15克，牡蛎15克，当归 9 克，杭芍 9 克，枣仁 15 克，女贞子 9 克，炙首乌 15 克，乌梅 3 个，川楝子 6 克，延胡索 6 克，甘草 6 克。

服三剂后，病体逐渐恢复，已能起床，出院回家，继以饮食调养。

四、右肢抖颤

刘某，男，60 岁。患右侧手足颤抖不止，历时二年多，曾经中西医治疗无效。症见：右手颤抖不已，不能取物，亦不能持物。畏寒身重，面色晦暗不泽，精神不振，甚感忧愁。舌苔滑腻，脉象三五不整。索阅所服中药处方，多系养血祛风、清热涤痰之类。此症时日已久，若再迟延，则有"偏枯"之虞。查其病根在于脾肾阳虚，风痰郁阻。因肾阳即命火，命火不足，火不生土，则脾阳不振，水湿难运，湿痰停滞，阻碍肺胃气机之宣达。因脾主四肢，肺主一身之气，脾肺之机能受抑，木气鼓之，故手足颤抖也。因其标乃风痰，其本在脾肾，故滋阴养血，平肝息风，非其所宜。根据以上分析，先以壮火扶阳、健脾燥湿、祛风豁痰之剂，用术附汤合郑钦安姜附茯半汤加味。

处方：黑附片 60 克，漂白术 30 克，生姜 30 克（取汁分次兑入），茯苓 15 克，法半夏 9 克，姜南星 15 克，明天麻 9 克，白芥子 6 克，甘草 6 克。

上方附子配白术，名术附汤，专治肾阳虚衰、脾阳不运、湿浊停聚之证。生姜、附子、茯苓、半夏即姜附茯半汤，郑钦安谓为"回阳降逆、行水化痰"之方。生姜宣散壅滞之寒；茯苓、半夏燥湿健脾，降逆化痰；加南星祛风湿，化顽痰，天麻镇痉息风，白芥子利气豁痰、除寒暖中，甘草调和诸药。嘱服二剂。

二诊：药后精神较好。为求根治，宜予温肾扶阳、调和营卫、祛风散寒燥湿之剂。因此症不仅肾阳大虚，脾湿不运，而且肺胃气机郁滞，易致营卫失调，风寒湿邪阻遏经络不通。若舍疏通经络、调畅气机之剂，则治病之药不易到达病所。乃用自拟方附子桂枝独活寄生汤加南星。

处方：黑附片60克，桂枝9克，炒杭芍9克，法半夏9克，茯苓15克，川芎6克，防风9克，独活6克，桑寄生15克，台乌9克，姜南星9克，甘草6克，烧生姜3片，大枣3枚。

三诊：服二剂，自觉颤抖有所减轻，患者颇感欣慰，要求续为根治。腻苔已退，此乃寒湿虽化而未净。由于经络疏通，脉由三五不整转为弦大，是脾肾之阳未复也。乃用附子理中汤加味。

处方：黑附片60克，潞党参15克，漂白术15克，干姜15克，法半夏9克，茯苓15克，姜南星9克，明天麻15克，代赭石15克，紫石英15克，赤石脂15克，甘草6克。

上方附子温壮脾肾之阳，理中汤大振中州，执中央以运四旁，此乃理中之旨也。加夏、苓燥湿健脾，降逆化痰，南星祛风痰；天麻、代赭石、紫石英、赤石脂镇肝息风，降逆除湿。

四诊：患者连服三剂，颤抖大减，右手已可取物，精神舒畅，情绪饱满，脉象由弦大而变柔和，舌苔薄腻。此阳气尚虚，寒湿未尽，用《伤寒论》附子汤与桂枝汤合方。

处方：黑附片60克，潞党参15克，漂白术15克，茯苓15克，炒杭芍9克，桂枝9克，甘草6克，生姜9克，大枣3枚。

此方主旨，在于温扶元阳，补脾化湿，调和营卫，通畅经络。连服三剂，症状消失而收全功。

【按】颤抖即颤振，此病方书记载甚少，王肯堂《证治准绳·杂病》谓："颤，摇也；振，动也。筋脉约束不住而莫能任持，风之象也。"王氏分型，有阴血不足，有气虚，有心虚，有挟痰者。临床所见，尚有湿热所致者，此多见于嗜酒之人，亦有阳虚所致者，本例即是。根据病史及以往所服方药，结合现时表现，断为脾肾阳虚，风痰郁阻。采用壮火扶阳、健脾燥湿、祛风化痰之法，竟获痊愈。其关键性用药在第三诊，方中所用代赭石、紫石英、赤石脂等味，为养肝、祛痰、降逆之要药，由本及标，故见效迅速。但初诊、次诊方，是为第三诊创造条件，奠定治疗基础的。若不经过这两个步骤，开始即用第三诊处方，则不易有此功效。故临床治病，应当注意分清标本缓急，做到胸中有数。否则，欲速而不达，事倍而功半，良好的动机，未必会有良好的效果。

五、痰闭心窍昏迷

李某，男，二十余岁。因用脑过度，兼受刺激，情志不遂，发为昏厥。会诊时已昏迷两日不醒，察其脉滑而虚大，两尺无力，舌润。证属痰浊内蒙，心窍不宣。有别于一般"痰热实火"之症，当以祛痰、解郁、开窍、交阴阳、通心肾治之，方用二陈汤合交泰丸加减。

处方：陈皮6克，法半夏9克，炙远志15克，茯苓15克，肉桂9克，黄连3克，郁金9克，菖蒲4.5克。

方中肉桂、黄连一热一寒，名交泰丸。肉桂温肾阳，补命门相火之不足，黄连苦燥泄心火之有余，相反相成，故能交阴阳，通心肾。其余诸药皆为祛痰、舒郁、散结、开窍之品。

二诊：服一剂，即渐苏醒。连服三剂，神志恢复如初。唯感头昏，口苦，胸闷烦躁，眠少梦多。此痰郁酿热，心神不宁，治宜清热化痰，安神宁心，用温胆汤加减。

处方：法半夏9克，茯苓15克，陈皮6克，枳实6克，橘络6克，枣仁15克，炙远志6克，石菖蒲6克，竹茹6克。

连服五剂而诸症消失，迄未再发。

内伤·痹病

一、痹病发黄神识错乱

何某，男，61岁。平素嗜酒，过去曾患风湿性关节炎及风湿性心脏病。今发热，全身疼痛，面浮肢肿，小便不利，咳嗽心悸。西医诊断为风湿性心脏病伴上呼吸道感染、心力衰竭。住某医院，经治疗效果不显，且病情日益严重，延余会诊。查其脉沉紧，苔白腻，面浮，两手及足背浮肿，触之发凉，压之有凹陷，断为风寒湿三邪并犯太阴、少阴之虚寒证。法当温扶肾阳、祛风寒湿，投以自拟方附子桂枝独活寄生汤。

处方：黑附片60克，桂枝12克，炒杭芍12克，法半夏9克，茯苓15克，陈皮6克，川芎6克，防风9克，独活9克，桑寄生15克，台乌9克，大枣3个，烧生姜5片。

连服二剂，发热退，身痛亦减。肿胀仍未消，小便不利。此脾肾阳虚，寒湿不运。治当温补脾肾，运化寒湿，用《伤寒论》大剂苓桂术甘汤加附片。

处方：黑附片 90 克，茯苓 30 克，漂白术 18 克，桂枝 24 克，甘草 9 克。

方中附片温肾阳以强心，茯苓、白术、甘草健脾除湿以利水，桂枝通阳化气，使膀胱气化得行，三焦水道通利，则小便自可畅行，水肿渐消。服后，果获预期之效。宜进一步温肾助阳，祛寒化湿，扶持正气，恢复体功，用《伤寒论》大剂附子汤。

处方：黑附片 120 克，茯苓 30 克，炒杭芍 15 克，潞党参 15 克，白术 30 克。

此方乃仲景治"少阴病一二日，口中和，其背恶寒"及"身体痛，手足寒，骨节痛，脉沉者"之主方。用治此症，乃以白术和中、调气、祛湿，茯苓行痰利水，杭芍育阴，敛藏相火，附子温肾助阳。肾为胃之关，肾气蒸动，关门得开，更得苓术之淡渗苦降，助水下行，潞党参培补脾肺之气，肺气不虚，治节得行，方能化精利尿。

服二剂，水肿全消，身痛若失。但不料出现黄疸，小便又复不利。面目、爪甲、周身俱黄，色泽不鲜。用附子理中汤加味。

处方：黑附片 60 克，潞党参 18 克，漂白术 15 克，干姜 15 克，茵陈 9 克，法半夏 9 克，茯苓 15 克，砂仁 6 克，炙甘草 6 克。

服后病如前，且增心烦。系水湿停滞、郁热内蕴。改用通阳行水、清热除烦为主，以茵陈五苓散、栀子豉汤和温胆汤合方化裁。

处方：茵陈 15 克，茯苓 15 克，猪苓 12 克，白术 12 克，炒泽泻 18 克，桂枝 15 克，焦栀仁 6 克，淡豆豉 9 克，法半夏 9 克，陈皮 6 克，枳实 9 克，竹茹 6 克，甘草 6 克，干姜 15 克。

上方五苓散助脾转输，通阳利水，茵陈清热利湿以退黄，栀子豉汤除烦热，再以温胆汤降胆除痰而安神，加干姜顾护中阳，并制茵陈、栀子之寒。服后心烦减，尿清长，黄疸渐消。

在治疗过程中，忽见右手食指弯曲不能伸，疼痛难忍。谢映庐《得心集》称此病为"肝风撮指"，并指出病因系木强土弱，肝风为病，"肝阴被火所劫，是以筋急而牵引撮紧。但肝为刚脏，一切逐风辛散之药反能助火劫阴，岂非愈加其病"，乃处以谢氏治此症之效方（《得心集》：桂枝、白芍、柴胡、姜夏、黄连、干姜、胆草、山栀、甘草）。

处方：桂枝 9 克，炒杭芍 9 克，炒柴胡 9 克，胆炒半夏 15 克，龙胆草 9 克，炒川连 4.5 克，焦栀子 6 克，甘草 6 克，干姜 15 克。

服一剂，痛稍减，指稍伸。再服二剂，则指屈伸如常。然因中阳大虚，脾湿不化，症现胸闷，腹胀，大便泄泻。用四逆汤加茯苓，一剂泻止。

但又出现精神错乱。查其脉，两手六部散大无根，舌苔青滑。此系心肾升降失调、神识散越所致。证属不足而非有余，当治以交通阴阳、收纳元气为主。盖心主神明，若心阳不衰，神不涣散，则神识自不错乱。先投四逆汤加肉桂、猪胆汁、童便。服一剂，神稍安，继用补坎益离汤（附片、肉桂、蛤粉、炙甘草、生姜）专补心阳，兼滋肾阴。服四剂，神识清明，如大梦初醒，身心大快，仅肢体微现浮肿。再以白通、四逆收纳元气，而诸症消失。最后以济生肾气丸调理，体渐康复而出院。

【按】中医痹病，范围甚广，非单指风寒湿痹而言。此案表现多端，变化无常，堪称疑难杂症。其病机自始至终以湿邪为主。其内蕴之湿时从寒化，时从热化，对方药之反应亦颇敏感。若不抓住病机辨证施治，随证遣方，焉能适应其变化。可见，只要掌握中医原理及辨证论治方法，抓住不同时期之主要矛盾，灵活处理，则病邪自无遁形，而险症亦可转危为安。

二、风寒湿痹

陈某，男，14岁。患发热恶寒，头痛，身困，腰酸，恶心欲吐。初服桂枝汤后症状未减，次日出现舌苔微腻，恶寒少而发热增高，症似风温，又改服银翘散与葱豉汤合方，药后日晡发热如疟状。又服西药阿的平无效，竟转全日发热，下肢剧烈疼痛，夜间发热尤盛，体温39.5℃，卧床不起，烦乱呻吟，不得安寐。起病至今已半月余，症情混杂，寒热莫辨，乃延余诊治。细审之，患者初因气候突变，感受寒邪而发病。症见：舌质青滑，舌苔薄腻，脉浮而无力，面色及口唇发青。病已多日，今仍发热，脉浮为表邪尚在，由于寒湿阻滞经络，"不通则痛"，故下肢疼痛。脉症合参，证属阳虚感寒兼湿邪内滞。先予温经散寒、调和营卫兼理气机之法，处以桂枝加附子汤加味。

处方：附片60克，桂枝12克，杭芍12克，香附9克，麦芽9克，甘草6克，生姜3片，大枣3个。

方中用附片温太阳之经脉；桂枝汤以发表解肌、调和营卫；合香附、麦芽以行太阳之滞气，开太阳气机。

二诊：服上方一剂后，较前安静，但发热未减，下肢仍痛，且出现呕恶，舌脉同前。此乃寒湿凝滞、胃浊不化、浊阴上犯所致。法当治以温经通络，祛风散湿，行滞、降逆，处以自拟附子桂枝独活寄生汤。

处方：附片60克，桂枝9克，桑寄生15克，杭芍9克，法半夏9克，茯苓15克，台乌9克，陈皮6克，独活6克，防风9克，川芎6克，甘草6克，生姜5片，大枣3个。

三诊：服上方二剂后，夜间发热稍减，体温渐降，呕止，烦定，已不似前之呻吟，口渴思饮而不多。此系下焦元阳虚衰，阴寒内盛，宜温阳祛寒，处以《伤寒论》四逆汤加吴茱萸。

处方：黑附片60克，炒吴茱萸6克，干姜9克，甘草5克。

方中吴茱萸温中散寒，疏肝暖脾，善解厥阴肝经的郁滞而行气止痛，且能降逆止呕，合四逆汤峻扶元阳之不足。

四诊：服上方一剂后，发热大减，口渴亦止，多日卧床不起，现已能起床便溺，溺色稍赤。但仍感下肢疼痛，不能移步，苔转白腻，脉仍濡。此系中阳虚衰，以致寒湿凝滞，气机不畅。宜交通阴阳，散寒祛湿，处方如下。

第一方：黑附片 60 克，干姜 15 克，葱白 3 个。

第二方：麻绒 3 克，杏仁 6 克，桂枝 6 克，白术 12 克，甘草 5 克，生苡仁 9 克。

第一方系白通汤，用以交通心肾之阳，补四逆汤加吴茱萸之不足也。

第二方即《金匮要略》麻黄加术汤及麻杏苡甘汤合方用以温散化湿。

五诊：上二方交叉各服二剂后，发热全退，唯觉下肢仍有疼痛，脉濡缓，舌苔薄腻。此乃脾湿不化，阻滞经络，故下肢仍有疼痛。法当健脾燥湿，祛风通络为治。

处方：猪苓 6 克，炒泽泻 6 克，茯苓 15 克，苡仁 9 克，怀牛膝 6 克，土茯苓 6 克，草薢 6 克，焦黄柏 6 克，丝瓜络 5 克，桑枝 9 克，防风 6 克，独活 6 克，甘草 5 克。

方中猪苓、泽泻利水渗湿；苡仁、茯苓健脾利水、燥湿；草薢祛风除湿，合桑枝能利关节除风寒湿痹；丝瓜络通筋络、舒血脉，与桑枝合用增强其通利血脉关节的作用；防风、独活祛风胜湿，疗风痹诸痛；黄柏坚肾、益阴而燥湿；怀牛膝益肾、引药力下达，善治肾虚腰腿疼痛或膝痛不能屈伸。

六诊：服上方一剂后，小便清长，下肢疼痛大减，已能移步。脉已平和，舌心微黄腻。此湿欲化热，处以原方减去萆薢、桑枝、丝瓜络、甘草，加沙参 15 克，元参 9 克，知母 6 克滋阴降火，再加筠姜散寒、除湿以开气血之凝滞。

七诊：服上方二剂后，竟能自由行走，唯步行时感轻微疼痛。考虑患者素禀不足，经此病后，元阳更虚，继以术附、参附、四逆汤加吴茱萸、白通汤等更番调理而愈。

三、湿热两膝肿痛

陈某，男，15 岁。患两膝肿痛已四年，久治未愈。来诊时，面黄肌瘦，唇口红赤，精神萎靡，足不任地。舌质红，苔薄黄，脉象细数。以脉症合参，此风寒湿痹，迁延日久，邪气留连，经脉阻滞，郁而化热，湿热之邪注于两膝关节而不散，致成湿热肿痛。证属热痹，治宜清热渗湿，疏利关节为主，兼以养液。

处方：沙参 9 克，玄参 9 克，猪苓 9 克，茯苓 15 克，泽泻 9 克，通草 6 克，萆薢 9 克，牛膝 6 克，黄柏 9 克，土茯苓 15 克，桑枝 15 克。

嘱服五剂，并配合外治法。

外用：生草乌90克，研细末与麦面15克混合，加入适量酸醋，调匀包患处。草乌搜风胜湿，主风痛，通经络，利关节，破积聚，用麦面以作黏合；调之以醋者，《名医别录》谓其"主消痈肿，散水气，杀邪毒"，李时珍亦云："醋主酸收，又有散瘀解毒之功，曲直之性也。"

上方服五剂，并配合外治后，疼痛大减，肿消其半。改拟除湿清热、活血通络、分清去浊之剂。

处方：苍术9克，秦艽5克，当归9克，杜仲15克，牛膝9克，知母9克，萆薢9克，苡仁15克，木瓜9克，通草5克，桑白皮9克，桑枝15克。

嘱服五剂。外治法如上。

经上述治疗后，痛止肿消，诸症缓解。根据"脾主四肢"，"肺热叶焦"亦能致痿的理论，继以六君汤加麦冬益气健脾，清金保肺。连服数剂，遂愈。

【按】本例属中医"热痹"范畴。痹症一般分风痹、寒痹、湿痹、热痹四型。临床所见，以阳虚偏寒湿者较多。但素体阴虚，或素体蕴热，或寒湿郁久不散，或过用辛温，均可转化为热痹。热痹多夹湿邪，故热痹之治，宜清热渗湿，疏利关节。日久者兼以养液。关节肿痛者，配合外治亦佳。本例因病程日久，初诊即用沙参、玄参者，因患者湿热久痹，已有足不任地等象，宜予清热保肺养液，以防成痿。又因脾恶湿，主四肢，脾湿不化，下渗经络，流于下肢，故而浮肿，寒湿日久，郁而化热，则湿热互滞，故用二苓、泽泻、通草、萆薢、黄柏、怀牛膝以渗化湿热，导热下行；用桑枝、土茯苓利湿解毒，疏利关节；苍术、秦艽祛风燥湿；知母清热；苡仁、木瓜入肝舒筋；当归活血养血；杜仲一味，王好古称其为肝经气分药，润肝燥，补肝虚，强壮腰膝，牛膝引诸药下达病所。

上述诸方，用治湿热痹症，疗效较佳，已治愈多例，值得推荐。但外治法，遇包后过敏（发痒或发皮疹）者，应停用。

四、左臂疼痛

赵某，男，21岁。患左臂疼痛二月余，曾用西药镇痛及中药温阳除湿祛风等剂均无效。延余诊治。症见：左上肢举动困难，疼痛较剧，无红肿。无汗，恶寒，舌质正常，苔薄白，脉浮紧。询其得病之由，因夜卧当风，风寒湿邪客于经络。法当除湿祛风散寒为治，选方用《金匮要略》麻黄加术汤合麻杏苡甘汤加桑枝。

处方：麻绒6克，桂枝9克，杏仁9克，白术12克，生苡仁15克，甘草6克，桑枝15克。

连服两剂，患者得微汗，病遂痊愈。

【按】臂痛一症，虽系小恙，然治不得法，则迁延难愈。本症属中医痹病。痹者，不通之谓也。"痛则不通"，用辛温微汗法宣通之，遵仲景"若治风湿者，发其汗，但微微似欲汗出者，风湿俱去也"。麻黄加术汤乃除湿祛风散寒之重剂，麻杏苡甘汤乃发汗利湿解表之轻剂，轻重合剂，善治风寒湿痹。症虽恶寒，乃表阳被遏，由脉浮紧可知，非少阴病之恶寒可比，故不用大辛大热之附子，只用通阳化气的桂枝，俾卫阳振奋，则恶寒自罢。是方之中，尤妙在麻黄配白术，虽发汗而不致过汗，白术配苡仁，善祛表里之湿，同时，可达微汗而解，更加桑枝横达肢臂而通络，方虽简而效验灵。

五、血痹

阎某，女，39岁，妊娠二月。近五日来，右下肢疼痛，继之咳嗽，痰清带血，咳引右侧肩背疼痛，胸闷痛，上气喘息，头目眩晕，尿少，食欲减退。于1956年3月7日住入昆华医院（即今云南省第一人民医院），经摄胸片等检查，诊断为右下肢栓塞性静脉炎合并肺栓塞，经西药治疗一周后拟做人工流产与截肢术。因患者不同意，于3月14日转入陆军医院（即今四十三医院），诊断同前。17日延余会诊，详询病史，患者平素工作疲劳之时常感喘息、胸闷、心悸、短气乏力；此次妊娠后，出现右下肢疼痛，逐日加剧。近半月来咳嗽痰血，一直未止。入院后小便短少，一日仅二至三次。查得舌质青润，苔薄白，脉沉，面青，神疲欲寐，右下肢轻微浮肿，但不红，自觉疼痛拒按，不能站立。脉、舌、症三者合参，系平素心肺阳虚，寒邪凝滞。万全之策，宜先复心肺之阳兼以散寒为治，以俟转机。方用自拟姜桂苓半汤加元肉。

处方：生姜 15 克，桂枝 15 克，茯苓 15 克，法半夏 9 克，元肉 15 克。

二诊：上方服三剂后，上气喘息减轻，胸、肩、背疼痛渐趋缓解，舌质由青转红，脉由沉转弦，苔白腻。但大便不通，下肢疼痛不减，头痛隐隐。用自拟天麻汤加减。

处方：明天麻 10 克，葳蕤仁 15 克，北口芪 15 克，桂枝 9 克，杭芍 9 克，法半夏 9 克，茯苓 15 克，川芎 6 克，防风 9 克，独活 6 克，藁本 6 克，秦艽 6 克，甘草 3 克，生姜 3 片，大枣 2 枚。

三诊：上方服三剂后，大便畅通，下肢疼痛减轻，微咳嗽，痰中略带血丝。用《伤寒论》桂枝加芍药汤加减。

处方：桂枝 9 克，杭芍 15 克，炙远志 6 克，炙冬花 9 克，茯神 15 克，甘草 6 克，炮姜 9 克。

桂枝汤为妊娠第一方，具有温经通阳、调和营卫气机之功，加重芍药有利于安扶胎元。

四诊：服上方二剂后，咳血止，下肢疼痛轻微。此时寒邪已基本消除，心阳渐复，但大便又呈现不通。用《伤寒论》麻子仁丸加减，以润肺养血通便。

处方：火麻仁 15 克，杏仁 9 克，杭芍 9 克，瓜蒌仁 9 克，胖大海 3 枚，甘草 3 克，白蜜一匙调入。

五诊：服上方一剂，大便畅通，下肢疼痛亦随之大减，但郁热渐起，虚烦失眠，痰血虽止，仍咳嗽，痰由清转稠。用自拟三豆银翘散合栀子豉汤加减。

处方：栀子 6 克，淡豆豉 9 克，黑豆 10 克，赤小豆 15 克，桑叶 10 克，连翘 10 克，浙贝母 9 克，陈皮 9 克，茯苓 9 克，枯芩 6 克，灯心 1 束，竹茹 6 克。

此方清肺祛痰，"轻可去实"，以除郁热。

六诊：服上方三剂后，咳痰大减，烦躁止，并能安眠，下肢疼痛逐渐消失。为了巩固疗效，用黄芪桂枝五物汤、黄芪建中汤卫外守中，调和营卫，温通气机，促进血行，以三才封髓丹纳气归肾，使虚火不致上浮，继以炙甘草汤扶心肺之阴阳，以六君子汤健运脾胃。以上五方交替服用，从本调治，至 4 月 20 日，患者已能下楼活动而出院休养，到临产期安全分娩。

【按】此证关键在于心肺阳虚，寒邪凝滞，营卫失调，血行瘀阻。因此，出现下肢静脉栓塞、肺栓塞及咳嗽痰血等症。据此，以温散寒邪、恢复心阳为主，选用姜桂苓半汤、天麻汤等方，兼施育阴润燥、活血通便之剂（麻子仁丸、三豆银翘散），继用黄芪桂枝五物汤、黄芪建中汤、封髓丹、炙甘草汤和六君子汤等，以巩固疗效。其所以获效者，是由于在整个治疗过程中，从中医整体观念出发，本着"如常达变""治本还当治标"的原则，并坚持机体的内外统一、上下统一的原理，才使错综复杂的病证得以缓解，免除了截肢，保住了胎儿。

疑难重症

一、真热假寒证

杨某，女，三十岁。初患上腹疼痛，发高热，大便秘结，病已四日。曾用灌肠法通便，反致腹痛、吐泻，手足厥冷，烦躁不安，面青，脉微。经服大剂附子理中汤（重用附子），服后病情加剧，乃邀余往诊。症见：面青，神烦，肢冷，吐泻发热，口唇焦燥。舌呈紫色，脉象闭伏。细审之：手背虽冷，但手心灼热，加以烦渴引冷、口臭气粗、舌唇焦紫等症状，并非阳气不足，实为邪热有余之象。若属真寒，必现手心手背两面俱冷，岂有手心独热之理，这是辨证的关键所在。脉虽不显，由于热邪闭伏于里，阳盛格阴，阳气不能达于四末，故见肢冷脉闭。综上判断，确系真热假寒，阳极似阴，即《内经》所谓"热深厥深"，实属有余之热证，用附子理中汤而病情反剧者，缘犯"实实"之戒，以阳药治阳证，热势愈盛，重热则寒，物极必反，故外现阴寒之假象。法宜急泻其火以救阴。

第一方：地浆水适量（掘地作坑，灌水搅之，待其澄清后，去泡沫取水），绿豆30克（用地浆水煨服）。

第二方——葛根黄芩黄连汤：粉葛15克，炒黄芩9克，云黄连6克，甘草6克。

第一方地浆水，能治腹内热毒绞痛，并解药物、鱼、肉及果、菌诸毒；绿豆清热解毒，涤胃清心，行血脉。二药合用，解毒之力尤强，嘱先服此方以夺腹内炽热之势，继服第二方以清表里之热，并使内陷之邪外出。

二诊：上方各服一剂，自诉肢厥回，体热退，腹痛大减，呕泻均止。面已不青，六脉显现。口臭气粗益甚，烦渴饮冷如故，真热之象已逐渐外呈。宜清肺胃之热而保津。方用王孟英驾轻汤（出自《霍乱论》：鲜竹叶、生扁豆、香豉、石斛、枇杷叶、橘红、陈木瓜、焦栀）加减。

处方：鲜竹叶9克，生扁豆9克，苡仁9克，淡豆豉6克，焦栀子6克，黄芩9克，陈木瓜6克，枇杷叶9克，厚朴6克，陈皮6克，石斛9克。

三诊：上方服一剂，仍感烦躁口渴，口臭气粗，六脉洪数，气分热势仍张。殆因表气闭塞，热邪不能外透，里热过重，内外不通，改予发表攻里之剂，方用三黄石膏汤（出自《外台秘要》）。

处方：黄连6克，黄芩9克，黄柏9克，麻黄6克，栀子6

克，生石膏 30 克，淡豆豉 6 克，生姜 3 片，绿茶叶 9 克，大枣
3 个。

四诊：服一剂，气分热势虽清，但因胃浊不降，大便多日不
解，腹胀气粗，苔黄燥，脉现滑数有力。证转阳明腑实，下证已
具，宜釜底抽薪。用《伤寒论》大承气汤。

处方：大黄 9 克，厚朴 9 克，元明粉 9 克，枳实 9 克。

五诊：服一剂，大便得下，里热得除，病势大减。宜继续清
理肠胃湿热，养阴生津以善其后，方用《局方》甘露饮。

处方：生地 15 克，熟地 15 克，天冬 9 克，麦冬 9 克，石斛 9
克，黄芩 6 克，茵陈 9 克，枳壳 6 克，炙枇杷叶 9 克，甘草 5 克。

嘱服二剂，诸症消失，其病遂愈。

【按】真热假寒之证，本可现厥。仲景云："厥深者热亦深，
厥微者热亦微。"但医者稍有疏忽，极易误治。本案抓住手心灼
热，结合口唇焦燥、舌紫、烦渴饮冷、口臭气粗等真热现象，
不为面青、肢冷、吐泻、脉伏等"寒象"所惑，仍按真热治之。
用地浆水煮绿豆，先夺腹内炽热之势，同时予葛根芩连汤解肌
透热，引内伏之热邪出外。药后果然内热外现，真象毕露，假
寒尽除。继以清热生津，扶持正气，俟攻下条件成熟，以大承
气汤一鼓作气扫荡热邪而诸症悉解。诚如唐容川论伏火之厥谓：
"先宜治其伏火，使火得发，转厥为热，次乃更清其热，斯可
愈尔。"

二、戴阳证

施某，女，17 岁。因发热持续不退，入某医院治疗未愈，邀余会诊。症见：高热，全身冷汗不止，声低息短，四肢逆冷，面赤如朱，身重难以转侧，二便如常。右脉沉细，左脉浮大无根，舌青滑，不思饮。询问服药情况，始知前医曾用葛根芩连汤、银翘散和白虎汤等方，而发热日增。细审此症之发热，实乃元阳外越；面赤如朱，系阴寒过盛，虚阳上越之假热证，所谓"戴阳证"也。因误用寒凉，故病势日益增剧。急宜交通阴阳，收纳元气，乃用《伤寒论》白通汤。

处方：附片 60 克，干姜 12 克，葱白 3 茎。

复诊：上方服一剂，病如故。认为药已对证，但疗效不显，是由于阴寒格拒过盛，药不能直达病所。应从阴引阳，本着"甚者从之""热因寒用"的治则，于原方加猪胆汁数滴，童便一杯。服后热竟全退，冷汗亦止，面赤身热大为减轻，唯四肢尚冷。继以《伤寒论》干姜附子汤峻扶元阳，交通上下。

处方：附片 60 克，干姜 15 克。

姜、附二味为阳中之阳，不加甘草，较四逆汤扶阳之力更专，故服后诸症悉愈。

【按】戴阳证最易与实热证混淆，若只见高热，不细加审究，极易误治。但病既真假相混，必有其本质可寻。如冷汗不止、声低息短、肢冷、脉浮大无根，即其内寒本质所在，发热面赤非其本也。结合以前所服方药，为真寒假热之"戴阳证"，急用白通汤回阳收纳。然因阴寒格拒，初效不显，后于原方加苦寒反佐，服之果验。若审证不详，略有疏忽，见药不效，改弦易辙，则病终难愈也。

三、"阴阳交"二例

例一　汪某，男，15岁，患发热不退，已近一月。夜重昼轻，汗出不止，有时汗干而热不退。服西药解热剂，热虽暂退，旋又复热，且热度极高。目上视不瞑，烦躁不安，喘促气微，汗出如洗。病情危重，急来求余会诊。余详加诊视，症见：舌紫而腻，脉浮大而劲，壮热汗出，热不为汗衰。此病名"阴阳交"，《内经》论之甚详，若属温热病之坏证，预后多不良。所幸者，尚能饮食，胃气未绝，尚有一线生机。盖汗出热当退，今热不为汗衰，发热和汗出兼而有之，足证气机不收，阳越于上，故发热汗出也。肾属水而主五液，若肾水不能温升，则心火不能凉降，坎离不济，阴阳不交，升降失司，则为此病所以至危之理也。李时珍云："汗后脉静，身凉则安，汗后脉躁，热甚必难。"但若治之得法，尚可挽救。治法当在通阳交阴，使气得收，津液能藏，俾能热退汗敛，则病可愈也。乃用《伤寒六书》益元汤加猪胆汁，勉力救治。

处方：黑附片 60 克，干姜 12 克，炙艾叶 9 克，大麦冬 12 克，甘草 3 克，炒知母 6 克，炒黄连 3 克，生姜 3 片，西洋参 9 克，五味子 10 克，大枣 3 枚，葱白 3 茎，猪胆汁 1 个（分 3 次调入药内）。点童便数滴为引。

此方以附子、干姜温肾培其本元为主；辅以艾叶温肝暖肾；佐麦冬、知母、黄连清上焦之心火，借以育阴退热；西洋参、麦冬、五味子为生脉饮，能益气、止汗、润肺、清心、滋水；葱白通阳交阴，童便引热下行，加猪胆汁之苦降导药力入于丹田。此方原治面赤身热，不烦而躁，思饮不入于口，阴盛格阳之戴阳证。今借用是方以治此证，甚为恰当。因方中附子、干姜、甘草四逆汤也；洋参、麦冬、五味子生脉饮也；合以艾叶、生姜、大枣保其精也；黄连、知母、猪胆汁、童便攻其邪也。一攻一守，保精攻邪，庶使正能胜邪，则热自退，汗自收也。

上方于是日上午服后，至下午五时许，其父来家告曰："服药后，眼已能闭，热亦稍退，喘促较平，汗出减少。"遂将原方附子加至 120 克，嘱其再进 1 剂。服后深夜汗收、热退，喘促全平，诸证已减。但旋又下肢浮肿，遂予白通汤调理而愈。观是证之所以得愈，全赖能食，胃气未败也。

白通汤系交阴阳之方，亦即交水火之方。附子补先天之火以培元，干姜温后天之土以暖中，葱白能引心火下交于肾，附子启肾水上济于心。水火既济，阴阳互根，而得其平秘矣。故对"阴阳交"证亦可先投白通汤，若服药拒纳，以益元汤加童便反佐为治。

　　例二　李某，男，43岁。亦思上证，症状与上同，唯烦躁较甚，脉空大而散，舌润苔白腻，满口津液。病已半个月，幸能食。投以白通汤，烦躁止而神安，热退而汗收。周身旋出斑疹。经用三豆汤加乌梅、桑叶、薏苡仁服三剂即愈。越三年复病，症同前。先延二医诊治，一用小柴胡汤，一用白通汤，均无效。复延余诊。询其不能饮食已六日，断为胃气已绝，不予书方，果次日而亡。

　　【按】"阴阳交"一证，《内经》早有论述。据《素问·评热病论》记载："有病温者，汗出辄复热，而脉躁疾不为汗衰，狂言不能食……病名阴阳交，交者死也。……人所以汗出者，皆生于谷，谷生于精，今邪气交争于骨肉而得汗者，是邪却而精胜也，精胜则当能食而不复热。复热者邪气也，汗者精气也。今汗出而辄复热者，是邪胜也，不能食者，精无俾也。病而留者，其寿可立而倾也。且夫《热论》曰：汗出而脉尚躁盛者死。今脉不与汗相应，此不胜其病也，其死明矣。狂言者是失志，失志者死。今见三死，不见一生，虽愈必死也。"这段论述是很精辟的，值得重视。所谓"阴阳交"系指阳邪交于阴分，交结不解，消耗阴气所致，为温热病中的危重证候。本段论述还指出，汗出而热不去，死有三候：一不能食，二脉躁疾，三狂言失治，故曰"三死"。实践证明，这一论断是颇有参考价值的。但临床上有阴气被耗所致"阴阳交"，亦有阳气外越、气机不收所致"阴阳交"。证候不同，治法殊异，临证时须细心审查，不可误治。本病预后之好坏，全在是否能食，以判断胃气有无，"有胃气则生，无胃气则死"。这些经验同样是宝贵的。

四、失血后阳虚寒战

吴某，男，74 岁。因头顶部外伤流血过多，入某医院急救，经用冷水洗涤伤口后，进入昏迷，且寒战不止，因而邀余会诊。症见：舌淡青滑，脉沉，患者蜷卧，血虽止而目瞑不语。检视伤口，正当颠顶部位。颠顶乃督脉与足厥阴肝经会合之处。督脉总督一身之阳经，为阳脉之海，寒气侵入，诸阳抑遏，故发寒战。厥阴乃多血少气之经，流血过多，气随血散，寒气侵入，阳气困顿，心窍不宣，故现昏迷。证属阴寒重证，急当峻扶元阳，驱散阴寒，温暖血脉为治。方用《伤寒论》干姜附子汤，加大剂量投之。

处方：附片 120 克，干姜 30 克。

上方专复元阳，消除阴邪，增强体功。服一剂后寒战止。再服一剂，神识转清。因患者年老，元阳本虚，非大剂连服，不能尽功。续以附子汤、四逆汤调理旬日，逐渐平复如初。

【按】此症寒战，昏迷神倦，属气随血耗，阴寒凝闭，阳气不足所致。朱丹溪云，气有余便是火，气不足便是寒。治疗关键在于峻扶元阳，振奋全身气机，故用大剂干姜附子汤。附片温下焦之元阳，干姜培中土之生气，干姜得附片则温中之力愈大，附片得干姜则温下之力愈宏。

五、阳虚寒湿

胡某，男，51 岁。因恶寒发热，不思饮食，经服发汗药后，热仍不退。某中医断为暑热，用栀子、滑石、芩、连之类，服后寒热似疟。改用西药治疟之针剂，针后又觉四肢酸软无力，手足厥冷，眼神发呆，彻夜不眠。又改服中药附片、干姜、参、芪等益气回阳之剂，服后变为神昏、谵语、发痉；又改投麦冬、黄连、黄芪、厚朴、瓜蒌壳、枳壳、石菖蒲等药，症现呕逆不止，头目眩晕，心神恍惚，手足厥冷至肘膝，已四日未大便。病已半月，症势垂危。来诊时，除上述症状外，且见患者面容惨白，双目无神，舌心黑而干燥，切其脉沉而细微。此乃寒湿不化，元气不收所致。然从其呕逆不止，神气困顿观之，唯恐元气虚脱而莫救，急用下方。

处方：公丁香 4 克，肉桂子 6 克，柿蒂 5 克，苏条参 15 克，白术 9 克，干姜 12 克，法半夏 9 克，茯苓 15 克，砂仁 6 克，甘草 6 克。

此方乃理中汤加味而成。因病已半月，药石乱投，导致中阳大虚，呕逆不止。此为胃气欲绝之候。先后天本属一气，胃气欲绝，肾气亦将败越。理中汤以中焦脾胃虚寒立法：姜、术温运中宫之阳，条参、甘草甘缓益脾。如此组合，有刚柔相济之妙。加丁香、桂子以温中降逆，柿蒂苦温下气，半夏辛温化痰，四药合用，更显降逆之功。茯苓健脾利湿，砂仁扶气调中。诸药与理中汤相配，既祛痰不耗气，又降逆而不滞气。

服药后至晚八时，呕逆轻减，突然腹痛便急，解下黑色粪便甚多，至夜半呕逆全止。

次日来诊，肢倦身软，脉转滑大，舌腻而干，胸闷。此胃浊不化，续前方加附片 60 克以助命火，此所谓"益火之源，以消阴翳"者也，合理中汤则先后天之阳均得兼扶，而胃浊自降矣。

服后，胸闷全消，神形转佳，但觉心烦不安，腮肿及牙龈隐痛。处以《伤寒论》枳实栀子豉汤加苏条参。

处方：炒枳实 6 克，焦栀子 9 克，淡豆豉 9 克，苏条参 15 克。

枳实栀子豉汤为仲景宽中下气、交心肾、除虚烦之方，加苏条参以顾护元气。服后心烦大减，但腮肿未全消，牙略痛，用自拟方姜桂苓半汤化裁。

处方：干姜12克，桂枝12克，茯苓15克，胆炒半夏9克。

方以干姜除寒散结，桂枝温经通脉，茯苓利水行痰，半夏胆汁炒更能化痰降逆，引浮越之阴火得以潜藏。

五诊：服方一剂，腮肿消，牙痛止，但天明时又现两腿疼痛且浮肿，舌白腻。此因上方之散寒降逆，寒趋于下，故腿现浮肿，总由寒湿未尽，阳不宣达所致。续处下方。

处方：麻黄6克，杏仁9克，桂枝9克，白术15克，苡仁15克，甘草6克。

此方为麻黄加术汤和麻杏苡甘汤之合方，有使蕴积之寒湿由尿、汗两解之妙，故服后腿痛即减，浮肿未全消。继以苓桂术甘汤加附子，四逆汤加苓、术调理而愈。

【按】此病初起，由于医者未细心审证，杂乱投药，导致证变多端，脾肾欲绝，出现呕逆不止，实系阳虚、寒湿不化之证。至于舌黑而干，结合脉症，乃阳虚而津液不能上承，并非热象。阳虚乃病之本，寒湿乃病之标。审证如此，故自始至终紧紧抓住这一关键随症用药，无论其阴邪上越为牙疼腮肿，或下降为腿肿痹痛，症状虽异，而致病之本源则同。本着"治病必求其本"之原则，从扶阳气、祛寒湿出发，步步为营，竟收全功。

六、中气暴脱寒热似疟

许某，男，20 岁。1951 年 1 月初发病，每日午后恶寒发热，继即大汗如洗。汗后热退，至次日午后又复发作。病程持续已达二十余日之久，曾用西药奎宁等类做抗疟治疗，见效不大，改请某中医用小柴胡汤仍然无效，而症象如故，体力渐难支持，由其父扶持来就诊。细审此症，面色青暗，两眼无神而呆视，语音低微，少气懒言，脉来沉细，重按无根，舌苔滑润质淡。其父代诉云："发病时，恶寒则冷如冰雪，发热则如抱炉火。"据其脉症，每日午后寒热，状似疟疾，但热后汗出淋漓如洗，显系中阳不能内守，元气外越，此乃辨证之关键所在。再由患者面色、眼神、舌色等综合观察，已现一派体功不足之虚象，用药不可再事发散。急应扶其中阳，收纳元气，不使外越，或可取效。法当先用理中汤加味。

处方：潞党参 15 克，白术 15 克，干姜 15 克，炙甘草 6 克，砂仁 6 克，法半夏 9 克，茯苓 15 克。

理中汤，本为中焦虚寒而立。党参补气养液而益脾，白术健脾燥湿，干姜温中散寒，炙草甘温，配参、术则补中益气，配干姜则辛甘化阳，阳气化行，何患寒邪不散！四味组合，功能扶中阳、固元气、健脾胃、除虚寒。加砂仁纳气归肾，茯苓燥湿健脾，法半夏温健脾胃、降逆止呕。如此加减，使脾胃阳气得复，诸证自可随之而解。

次日复诊：自诉服前方后，寒热大减，汗液渐收。脉搏、呼吸、眼神均见好转之象。法当继续扶正祛邪，踵原方加附子温肾扶阳，以固命门。

处方：附片 60 克，潞党参 15 克，白术 15 克，干姜 30 克，炙甘草 6 克，砂仁 6 克，法半夏 9 克，茯苓 15 克。

此方之用，本王冰所谓"益火之源，以消阴翳"的原理，加附子温扶先天之阳。先天阳旺，则中焦之阳得复而寒邪自除，脾肾阳旺则阴邪消散。清代医家郑钦安说："阳旺始能镇纳群阴，阴气始得下降，阳气始得潜藏，乃不外亡。"

三日复诊：寒热全退，汗出全止，脉象已由沉细无根转为和缓，病势大有好转。乃着重培土建中，中气健运，可望巩固。处以黄芪建中汤加味调治。

处方：黄芪 15 克，炒杭芍 18 克，桂枝 9 克，烧饴糖 30 克，法半夏 9 克，茯苓 15 克，炙甘草 6 克，烧生姜 3 片，大枣 3 个，怀山药 15 克，北五味 10 克。

嘱服三剂后，病渐痊愈。

【按】本证寒热似疟，易与小柴胡汤证混淆。然小柴胡汤证寒热往来，口苦、咽干、目眩、呕而不食，苔多薄白，脉象多弦。本例患者，寒热大汗，冷如冰雪，热如抱火，且神气大衰，脉又沉细无根，与少阳证之寒热迥然有别，而前医曾用治少阳证之小柴胡汤。柴胡一升再升，致气机外越；黄芩一清再清，致中阳不宁，故大汗如洗而热不退。俗话说："前事不忘，后事之师。"为医者，要善于从别人的教训中吸取经验。因为前医之用药，对接诊者颇有帮助，临证之际，须细心审查，不可疏忽。此例由综合四诊所得及以前服药情况，认定系"中气暴脱，元气不收"，虽见寒热如疟，始终未用清降退热之剂，本"甘温除热"法，用甘温益气之理中汤加减，竟收热退之效。

杂　病

一、视物不明兼头痛

曹某，女，35 岁。患左目红肿疼痛，羞明畏光，视物不明，牵引左侧头痛。经某医院诊断为：急性结膜炎伴发角膜炎、视神经萎缩。经治疗二月余，未见好转，因而来所就诊。症见：六脉弦涩微紧，舌淡苔白，左目引左侧头部剧痛，视物不明，头发脱落，兼见四肢酸困，腰痛。综合脉症，殆由外邪入侵，初期失于表散，以致由表入里，又兼肝肾两虚，内外相合，故现上述症状。病虽二月之久，病邪系由表而入，仍应先从表解。予解表祛风、散寒除湿、开太阳气机之剂为第一步，处以自拟方小白附子汤。

处方：炙小白附子 30 克，明天麻 9 克，藁本 9 克，葳蕤仁 9 克，法半夏 9 克，茯苓 15 克，川芎 6 克，防风 9 克，独活 6 克，白芷 6 克，桂枝 9 克，炒杭芍 9 克，烧生姜 3 片，甘草 6 克，大枣 3 枚。

此方即天麻汤加小白附子。方中葳蕤仁，尚有祛风明目、滋润等作用；小白附子系天南星科多年生草本植物独角莲的块根，善于祛风痰、通经络、逐寒湿，最祛头面风邪，治偏正头痛及身肢酸痛。

证治既定，嘱患者连续服上方至头痛缓解后再诊。

复诊：上方服至十余剂，头痛大减，目痛亦随之缓减，四肢酸痛及腰痛已止。唯目红痛未全退，视物仍不明。转而专治目疾，以养肝祛风为主，方用《局方》密蒙花散加防风，改为汤剂投之。

处方：密蒙花9克，羌活6克，防风9克，刺蒺藜9克，菊花6克，木贼6克，石决明15克。

此方原治"风气攻注，两眼昏暗，眵泪羞明，睑生风粟，隐涩难开，或痒或痛，渐生翳膜，视物不明，及患偏头痛，牵引两眼，渐觉细小，昏涩隐痛，并暴赤肿痛，并皆治之"。密蒙花为眼科专药，养肝祛风，明目退翳，主治目赤肿痛，多眵多泪，羞明畏光，目昏生翳等症；羌活、防风祛风止痛；木贼、菊花疏散风热而明目，刺蒺藜平肝疏肝、祛风明目，三药合用，善治目赤肿痛，翳膜遮睛；石决明平肝清热，益阴明目，亦治目疾要药，与诸明目药配合使用，其明目之功愈大。是方本"肝开窍于目"及"肝主风"之旨而用，使肝气得平，肝风得散，则头目痛之外症可随之消散。

三诊：服三剂后，左目红痛及头痛已基本消除。为巩固疗效，复用小白附子汤加黄芪补气升阳，达表固卫。服数剂后诸病悉除，唯视力未全恢复，脱发未生。此因患病日久，体内精气消耗，营血不足、肝肾两亏之故。转用补气益血、滋养肝肾、明目生发之剂。

处方：潞党参15克，柏子仁9克，山萸肉12克，菟丝子15克，玄参9克。

脾为生化之源，用潞党参补脾胃，益气血；心主血，用柏子仁补心血，安心神；肾主水而藏精，精气上注于目，用菟丝子补肾益精，《名医别录》称其"久服明目"；肝藏血，目得血而能视，用山萸肉滋阴助阳，养血涩精，《名医别录》称其"久服明目强力"；山萸肉配党参又能气血双补，尤妙在佐以玄参入肾滋水，以涵肝木。如此组合成方，气血肝肾均有裨益，不患目之不明，发之不能再生矣！

守方服至二十余剂，视物渐明，头发再生，病遂痊愈。

【整理者按】"开门法"为戴老治疗某些久病和慢性病的主要经验之一。凡外邪所致之病多先用此法。所谓"开门"，是宣畅太阳气机，亦即"开门逐寇"之意。病邪侵犯人体，常由太阳而入，若能及时解表则不致留邪为患。唯病日久表里混杂，通过"开门"，可使经络宣畅，外邪得出，病之真面目得以显现，方能为下一步用药创造条件。在用此法时，只要病机属真寒，则不为假象所惑，概以辛温宣散投之，然后再据病情转化灵活施治。

二、肾虚双目白翳

张某，女，50岁。因受精神刺激后，两目起白色翳障，视物模糊，伴有头痛。病已月余，由家人扶持来所就诊。症见：脉沉细无力，舌质青，苔白腻，面色暗滞。细阅所服方药，多为清肝明目之类。《内经》云："五脏六腑之精气，皆上注于目而为之精。"若精气亏乏则视物不明。清代医家黄坤载在论述目病因误用寒凉而加重的情况时，有"阳光散乱，清气陷遏，浊气郁升，云雾迷漫，乃生翳障"等语。据此推论，此症虽起于七情内伤，然究其病机乃系里有寒湿不化，肾气虚衰，清阳不升所致。治疗之法，先用温散寒湿之剂，再议补肾升举，处方用自拟小白附子汤化裁。

处方：小白附子30克，茯苓15克，明天麻9克，葳蕤仁9克，桂枝9克，杭芍9克，法半夏9克，陈皮6克，川芎6克，防风9克，羌活6克，藁本6克，白芷6克，甘草3克，生姜5片，大枣3个。

上方服三剂，头痛全止，苔已化净，改用下方。

处方：川附片60克，黄芪15克，羌活6克，沙蒺藜15克。

方中附片温肾阳，暖肾水，以肾水之升，全赖肾气之蒸腾；黄芪益气升清，羌活疏通太阳气机而除风邪，沙蒺藜滋补肝肾而明目。四味合方，温阳补肾，举陷升清，祛风明目。

服一剂，即觉视力有所好转。连服三剂，白翳竟退，视力恢复如初。

【按】此例虽因七情引起，但结合四诊所得及以前所服方药，而诊断为肾阳虚，用补肾升阳而愈。若不仔细辨证，仍按一般常法，予六味地黄、杞菊地黄汤等或用滋阴降火等阴柔之品，则不易恢复。因太阳经脉起于目内眦，肾与膀胱相表里，肾为癸水，主温升，膀胱为寒水主寒降。因误用寒凉，气机郁滞，升降失常，若再误治，则病将难愈。这是本症用温而不用寒之理，也是二方在补肾升阳的同时使用羌活开太阳气机之妙用所在。故治眼病，尚不可忽视温肾升阳一法。

另：此方还可用于阳虚型青光眼等眼疾。

三、鼻衄三例

例一　刘某，男，42岁。素有高血压史，经常头痛失眠。一日，忽鼻衄频频，量多，色鲜红。急送往某医院五官科治疗，血暂止，回家后又流血不已，延余诊治。症见：头胀目眩，舌紫苔略黄燥，脉弦。此系肝阳上亢，迫血妄行所致。宜滋阴凉血止血，急以自拟方生地侧柏叶汤加童便。

处方：生地30克，侧柏叶9克，炙艾叶6克，麦冬9克，杭芍9克，藕节5个，炮姜炭9克，炙甘草6克。加童便为引。

服一剂，衄血减少，再剂全止。

上方生地甘寒，滋阴养血，并有凉血清热、养肝肾、益心肺、通血脉之功；侧柏叶苦涩微寒，凉血止血，主治血热妄行引起的各种出血；麦冬甘寒，生津养液，润肺清火；杭芍苦酸微寒，敛阴和血，养肝润燥。心主血，肝藏血，肺主气，心血得养，肝血得藏，肺气得清，则出血易止。复得炙艾之苦温，能温经止血，用于凉血药中，可免凉药腻膈碍胃之弊；藕节涩平，散瘀通络而止血，此药收涩止血而不留瘀，为血证常用之品。尤有妙者，炮姜、甘草二味，苦甘化阴，不仅入阴止血，且能暖脾补中，而恢复脾之统血机能，脾能统血，则血自归经。唐容川说："治血者，必以脾为主。"余止血之方，多加此二味，其义在此。此二药相伍，功用颇多，此再言之，望勿疏忽。

继以原方加西洋参9克（另煎兑服），清补气血，生津润燥。连服三剂后，改用三才封髓丹调理善后。

例二　张某，男，35岁，患鼻衄不止。症见：心烦，口渴饮冷，精神不衰。舌质红，苔黄腻，脉滑数。患者平素嗜酒成癖。四诊合参，证属肺胃火郁，治当清肺火，解郁热，投以仲景大黄黄连泻心汤。

处方：大黄9克，黄连6克，黄芩9克。

方中三味药合用开水浸泡，取汁分三次服。衄止则停服。

上方服一剂，鼻衄即止。

例三　李某，男，62 岁。向有吸食鸦片嗜好，素禀虚弱，1950 年 4 月 24 日，患鼻衄不止。来所求诊时，面色惨淡苍白，两鼻孔塞以纸卷，血仍不断渗出，不能由鼻孔出者，遂由口中吐出，旁观者均为之色变。且诉头晕、目花、气短。因其症状险恶，余诊视毕，立案书方。案中注云："鼻衄颇甚，脉来浮大无根，气不统血。急宜固气摄血，并兼外治。"

处方：西洋参 9 克（另煎兑服），白术 12 克，炮姜 15 克，砂仁 6 克，法半夏 9 克，当归 12 克，炒杭芍 9 克，广木香 3 克，茯苓 9 克，甘草 6 克。

外治方：附片 60 克捣细醋炒，加麦面少许，调匀，包两足心涌泉穴。

翌日傍晚，患者复来，高兴异常，言衄止，仅痰中微带血也。诊后复立案，并书方如下："脉转平和，血溃已止，神倦微呕，痰稍带血，继以复元纳气。"

方用：西洋参 9 克（另煎兑服），白术 12 克，炮姜 15 克，砂仁 6 克，法半夏 9 克，茯苓 15 克，甘草 4.5 克。

后用理中汤加砂仁、半夏、茯苓复元纳气，舍此莫属，其温中扶脾之力较昨方更专，杜渐防微，今痰中带血，防其复作也。

上方连服二剂，出血全止，精神渐佳而愈。

此症鼻衄之甚，而前方未用止血之品，因此症之鼻衄，全系气虚不能统血，气既虚，脾遂困，故其病在气不纳，非在血也。本《内经》"血随气行，气随血附"之义，立方以扶脾为主。方中参、术、姜、草，理中汤也，加法半夏、茯苓降逆燥湿健脾；归、芍补血养血；木香、砂仁醒脾舒郁，使脾能统血；炮姜、甘草既能苦甘化阴，亦能辛甘化阳，化阴则生血，化阳则生气，炮姜色黑入阴，又能引血归经。两足心涌泉穴，其经脉上通咽喉，包以附子，温经止血，引气下行。此症若不明气不统血之理，再用生地、丹皮、茅根、栀子，或犀角地黄汤之类凉血泻火，不仅中气败绝，甚或阴盛阳消，一线残阳即败，若加恶寒，即阳随阴亡矣！此类失血以扶脾为主，喻嘉言在其著作《寓意草》中论吐血治法时言："子孙遇此病，必以崇土为先，土厚则阴浊不升，而血患自息，万物以土为根，元气以土为宅，不可不亟讲矣。"故内服方不急于用附片，用附片则入肾，而非脾药也，亦不用止血之品，盖重在补气摄血。治病要在明辨病机，病机既明，则针对病机治疗，投方选药，焉有不效者。

【整理者按】上述三例，亦因人、因病而有不同。治疗本病的主要经验是：先诊察患者阴阳气血之有余与不足，再区别病情之新久微甚，然后立法遣方，故见效卓著。值得注意的是，临床上对于鼻衄，大多治以凉血清火，确属肺胃有热者，此法诚不可废。但证诸临床，显然不够全面，若用之过甚或正气不足者，则偾事矣！喻嘉言说："故凡用凉血清火之药者，皆以水制火之常法，施之于阴火，未有不转助其虐者也。"徐灵胎亦说："唯汗出太甚，则阴气上竭，而肾中龙雷之火随水而上，若以寒凉折之，其火愈炽。"故治疗此症，不可专事寒凉。余听鸿先生又说，若专取寒凉，是沸油中泼水，激之使怒。由此可见，后世医家对本症的处理方法，并非专主寒凉。若不明辨证型，偏以凉血清火为治，势必有损胃气。胃气既损，则脾胃随之而衰，统血机能相应削弱。因此戴老多年用于鼻衄及咯血的效方——生地侧柏叶汤，纠正了偏用寒凉的缺点。是方清心润肺、滋肾养肝、培土补中，诸法悉备，凡一般鼻衄和咯血，寒热不显或证现热象者，均可施用。诚然，对于脾土衰败，气不摄血之鼻衄，则应本喻氏之法，以"崇土为先"，照第三例之法施治。如遇阴火上腾，失血过多，应惕防突发寒战，恐阳随阴亡，应当用大剂潜阳汤（附片、龟板、砂仁、炙甘草）潜阳固阴，使阴火下潜，安其本位。此又不可不知者也。

四、口眼歪斜二例

例一 李某，女，33 岁，患左侧口眼歪斜，发病五日来诊。症见：右眼睑不能闭合，右侧面肌松弛，人中平满，面颊口唇歪向右侧，左侧颜面不自主跳动。诊脉弦涩，舌质正常，苔薄白。咳嗽，口不渴，别无所苦。此由肝虚生风，肺有郁热，再兼外邪而诱发，内外交感，因而骤发。其施治之法，着重在清降肺经郁热及温阳解表，用《金匮要略》所载《古今录验》续命汤加法半夏。

处方：麻绒6克，杏仁9克，生石膏15克，甘草6克，潞党参15克，川芎6克，当归15克，桂枝9克，干姜9克，法半夏9克。

方中麻黄、杏仁、石膏、甘草即麻杏石甘汤，可散表邪，宣肺气，清郁热；党参补气扶正；桂枝温经通阳；干姜温中通脉；芎、归活血舒筋；加法半夏降逆化痰。全方协力，能宣能通，可降可散，有舒有缓，实是标本兼顾治法。除内服本方外，另加外治之法。

其方如下：牙皂30克（略捣碎，醋煮取汁），每日洗左侧面部三至五次。

牙皂为通窍、搜风要药，最搜肝风，《本经》"主风痹死肌，邪气"。煎之以醋，义取引药入肝。肝主筋，肝经风邪得以外散，则筋脉之拘急自可缓解。

既授两方，又复告以兼做针灸以期辅助。患者如法施治，歪斜之状，得以复常。从发病到治愈，不过二十余日。

例二　张某，男，二十一岁。因劳累后受寒，第二日早晨漱口时发现口角漏水，始知左侧口眼歪斜，左眼睑不能闭合，流泪，目珠略红，不能皱眉，急来就诊。除上述症状外，诉发热、身痛、咳嗽痰少。脉浮数，舌质淡红，苔白腻少津。证属肝虚肺燥，复感外邪。治宜解表清肺，养肝润燥，用续命汤加减。

处方：麻黄 6 克，杏仁 9 克，生石膏 15 克，麦冬 9 克，当归 9 克，桂枝 9 克，炒杭芍 9 克，甘草 6 克。

方中用麻杏石甘汤散表邪，宣肺气，清郁热；麦冬润燥生津；归、芍补血养肝；桂枝温经通阳，合芍药调和营卫。

二诊：上方服二剂，发热身痛全退，咳稍减，但口眼歪斜如故。宜内外兼治。内服以活血、祛风、解痉为主。

处方：明天麻 9 克，桂枝 9 克，钩藤 9 克，桑叶 9 克，菊花 9 克，当归 15 克，炒杭芍 9 克，麻绒 6 克，全蝎 6 克，僵蚕 6 克，生姜汁（每次 5 滴兑服）。

方中天麻、钩藤平肝祛风解痉；桑叶、菊花平肝息风；当归活血，本"治风先治血，血行风自灭"之义而施；桂枝、杭芍调和营卫；麻绒开腠理；全蝎、僵蚕、姜汁祛风、开窍、化痰。此方功用专在平肝祛风以正歪斜。

外治法：用鳝鱼血加麝香少许涂擦于右侧（左歪涂右，右歪涂左），正即停用。鳝鱼血通血脉，逐风邪，专治口眼歪斜。麝香通诸窍，开经络，透肌骨，与鳝鱼血同用，则走窜开通之力愈大，用治口眼歪斜愈佳。

　　三诊：经上述内治外涂后，口眼歪斜即正。唯干咳不止，有少许稠痰，舌转红，苔转黄，脉转细数。此肺经郁热未清，肝火灼肺所致。治宜泻肺清肝，润燥止咳，用泻白散合二母宁嗽汤加减。

　　处方：桑白皮9克，地骨皮9克，粳米15克，知母9克，川贝母9克，全瓜蒌12克，麦冬9克，陈皮6克，赤芍9克，桔梗9克，甘草6克。

　　方中桑白皮、地骨皮泄肺中伏火，降气止咳，合瓜蒌、贝母以增强清肺化痰之功；知母滋肾清肺；粳米清肺益胃；麦冬、陈皮、赤芍、桔梗滋阴润燥，疏利气机。

　　服二剂，咳嗽即止，诸症告愈。

　　【整理者按】口眼歪斜一症，多见于面瘫，西医有周围性和中枢性之分，前者预后良好，后者则较差。这里介绍的两例，均属于周围性面瘫，只要治疗及时，用药恰当，一般恢复皆较理想。《内经》云："邪之所凑，其气必虚。"从临床看，患者多有正气先亏，或肝虚肺燥，或脉络空乏等内因，复加六淫外邪诱发。发病后则或寒或热因人而异。《灵枢·经筋》谓："足阳明之筋……其病……卒口僻，急者目不合，热则筋纵目不开，颊筋有寒，则急引颊移口，有热，则筋弛纵缓不胜收，故僻。"《金匮》所载《古今录验》续命汤，宣肺泄热，通阳温中，补益气血，寒温并用，寒热平调，内外兼顾，确为对症良方。原义"治中风痱，身体不能自收，口不能言，冒昧不知痛处，或拘急不得转侧"，戴老常用于此症，化裁灵活，用后症情即减，或配合外治，收效更佳。若属风痰偏盛而无表里证者，每用牵正散（小白附子、全蝎、僵蚕）治之，其效亦佳。

五、牙宣（齿衄）

左某，男，三十余岁。患牙龈出血不止，已月余。曾用西药治疗未效，来我所就诊。诊其脉，芤大而空，舌紫红，面色㿠白。此病中医称为"牙宣"，或名"齿衄"。从脉证分析，齿乃骨之余，在脏属肾。由于肝肾阴亏，肾失潜纳，阴火上腾，故现齿龈出血不止。宜用"畜鱼置介"潜阳之法治之。

处方：石决明 9 克，茜草 6 克，阿胶 9 克，炙龟板 15 克，牡蛎 24 克，蒲黄（醋炒）6 克，玄参 15 克，麦冬 9 克，炒杭芍 9 克，炙甘草 6 克，藕节 6 克，怀牛膝 6 克，西洋参 6 克（另煎兑服）。

方中以石决明柔肝，并缓齿龈出血之急迫，合以牡蛎、龟板育阴潜阳，阳得潜，阴火即不上腾，则出血自止；配以阿胶、麦冬、杭芍养肝而滋木；西洋参益气生津；玄参滋肾水并清浮越之火；蒲黄、茜草理血疏肝；藕节通气；牛膝引药下行，故能达潜阳的目的。余平日治各种出血，除黄连泻心汤证外，凡血逆上溢之症，均应顾护胃气，若专投苦寒则不免伤胃，且苦能化燥，胃伤则中阳衰败，更增病端。

上方服一剂，血遂止其半，再服三剂则全止。继以封髓丹（焦黄柏9克，砂仁6克，甘草6克）善后而告愈。

【按】此症病机，在于肝肾阴亏，肾失潜纳，故不用六味地黄丸之类滋肾柔肝，因六味丸只有育阴之力，而乏潜纳之功。今患者由于阴亏，以致相火浮越，血不归经。故必须育阴潜阳并举（育肝肾已亏之阴，潜上浮之相火），庶可使血能归经而收自止之效。

六、口臭

陈某，女，32岁。口气臭秽已数月，服药无效，转余诊治。症见口臭，唇口干燥，舌质润，苔薄黄腻，脉微细数。二便正常，虽思水但所饮不多。断为脾胃伏火（虽属阳热但热势不甚），治宜升清降浊，佐以清胃热之剂。

处方：生石膏30克，升麻10克，细辛4克，焦黄柏10克，杭芍12克。

方中石膏辛甘大寒，清胃热，泻胃火；细辛辛温，为肾家本药，其性散而升，经云"火郁发之"，故配石膏能散胃经伏火；升麻升阳明胃经之清阳，又有解毒之功；杭芍平肝益脾阴；焦柏清热燥湿。诸药配合能升清降浊，使清气上升，浊阴下降，则口臭可除。

外用方：吴茱萸 6 克，黄连 6 克。

此方为左金丸，有疏肝、清火、和胃之功。将二药研细末，醋炒，包两足心涌泉穴，有上病下取、引热下行之义。

二诊：服上方三剂后，自诉口臭已大为减少。脉转细，仍口唇干燥。此乃胃经伏火虽除，但肺胃津液仍伤，拟方以滋津润燥调治。

处方：黑豆 10 克，绿豆 10 克，桑叶 10 克，石斛 10 克，杭芍 10 克，沙参 15 克，元参 10 克，麦冬 15 克。

服五剂后，口臭全消，口唇转润而痊愈。

【按】口臭一证，多属胃热与肺胃郁热所致，方书多用泻黄散与清胃散，郁热较甚者，可用三黄石膏汤等方，此属阳热之证。亦有阴证口臭者，多由于元气不能收纳，元阳外越所致。阴证除口臭外兼见脉沉细，舌质青滑，苔薄白，二便自调，不思水饮等虚寒证情。曾治二例，用潜阳汤（川附片 60 克，龟板 15 克，砂仁 6 克，炙甘草 6 克）与四逆汤二方交替服用而愈。

七、食物中毒

1960 年，昆明市某厂，因饮食不慎，吃腐败猪肉，有部分职工发生中毒。症见呕吐、泄泻、烦闷、倦怠、头昏，或有欲吐不吐，欲泻不泻，胸腹满闷不爽等症状。予经验方藿香桂枝汤，煮大锅药，每人服 100 毫升，服药一至三次，均获痊愈。

处方：藿香 10 克，神曲 20 克，白芷 10 克，枳壳 10 克，法半夏 10 克，茯苓 15 克，焦楂 20 克，苏叶 6 克，防风 10 克，桂枝 10 克，杭芍 10 克，甘草 6 克，生姜 3 片，大枣 3 个，陈皮 10 克。

上方以十剂为一料煎大锅药。

【按】此方乃临床多年使用之有效方剂，系藿香正气散与桂枝汤合方化裁而出，以芳香化浊立法，用治外感风寒，内伤饮食，出现寒热、胸闷、吐泻等症，无不应验。全方能升降气机，交通上下，蠲除肠中瘀滞，开郁、消痰食积滞而不伤正，化瘀而不伤血，畅通气血使邪从外散。凡食物中毒而出现前述症状者均可使用。

男科及妇产科

一、阳痿不育

卢某，男，40岁。患阳痿达十余年，久治不愈，婚后多年而无子女，曾经某医院检查，发现精虫不活跃，始来我所求治。察其脉，两尺沉弱，面色㿠白。记忆力减退，经常头昏腰痛，目眩，耳鸣，疲乏无力。证属肾精不足，元阳虚衰，治宜生精补髓、峻扶元阳之剂。

处方：野台参30克，补骨脂15克，枸杞子15克，菟丝子15克，广锁阳15克，白茯苓15克，怀山药15克，木棉花子15克，上肉桂15克，鹿茸30克（或用鹿胶90克亦可）。

上方十味，共研细末，日服三次，每次9克，用淡盐开水送服。

张景岳谓："善补阳者，必于阴中求阳，则阳得阴助而生化无穷。"故方中用肉桂、鹿茸于大队补肾药中，温元阳，暖肾水，静中有动，鼓舞阳气化生精液，且鹿茸为血肉有情之品，具生发之机，大补精髓，温壮元阳，补益气血，既补督脉之损，又补冲脉之虚，正如徐灵胎所说："冲督盛而肾气强，则诸效自臻矣。"野台参大补元气，木棉花子补肾强腰，治肾虚腰痛、足膝无力，功胜韭菜子。如此配合，使达添精补髓、强壮生殖机能之目的，故用治阳痿不举，精虫无活跃力者有效。但本患者病程已历十余年之久，今始求治，非短期所能见效。嘱以一剂为一料，连服十剂左右。患者遵嘱服用，一年后，不但本症获愈，且喜举一子。

【按】本方曾用治多例阳痿及男子不育症，均见效果，敬予介绍。

二、崩漏六例

例一　戴某，女，49 岁。月经紊乱，每次经来淋漓不净。一日，忽血崩不止，头晕眼花，冷汗如洗，猝然倒地，昏迷不省人事，其势甚危，急来求诊。症见：舌淡无华，两尺脉芤，面色苍白，手足逆冷。此冲任之气暴虚，不能统摄阴血，血遂妄行。当务之急，宜速补血中之气，所谓"有形之血不能速生，无形之气所当急固"，嘱急取高丽参 30 克，浓煎服之。服后元气渐复，神智苏醒，流血减少。续予扶阳之剂，以恢复气血阴阳的平衡。此即《内经》"阴平阳秘，精神乃治"，以及"阴阳互根"之理。拟方用四逆汤，干姜易炮姜。

处方：附片 90 克，炮姜 30 克，炙甘草 9 克。

此方温扶元阳而固真阴，为治本之剂。

二诊：上方服一剂，肢厥回，冷汗收，流血止。仍感头晕、神倦，面色尚淡白。此乃肾精亏耗，阴阳俱虚，宜补阴回阳，阴阳并治。

方用：龟龄集二瓶，每次服五分。

三诊：上药服后，头晕及精神好转。改以温中摄血、加固堤防之剂，方用归芍理中汤用炮姜。

处方：当归 15 克，炒杭芍 9 克，潞党参 15 克，白术 12 克，炮姜 15 克，炙甘草 6 克。

四诊：连服三剂，症状消失，面色红润，唯觉神倦。继用人参养荣丸调理而安。

此案初诊因病势危急，本"血脱益气"之旨，故用人参大补元气，挽救虚脱。病危重者，当以救元阴元阳为急务。此症恐气随血脱，故急用人参补气固脱，继用四逆汤回阳固阴以治本，庶乎阳得其升而阴有所守，故迅获止崩之效。然崩后肾精亏耗，阴阳俱虚，故以龟龄集补肾助阳，随接以归芍理中加强脾统血之机能，最后用人参养荣丸气血双补以善后。如此标本兼顾，既可迅速恢复体功，更可巩固已获之成效。

例二 纳某，女，30 岁。患漏症，持续出血，淋漓不止，已四十余日，屡治未效，转我所求诊。症见：脉涩，舌红，下腹胀痛拒按，血行不畅，色黑有块，心烦。脉症合参，断为冲任瘀滞，气机不畅，兼有郁热。治法应化瘀、疏肝为主，兼以清热，使冲任血脉调畅，新血归经，则漏血可止。用失笑散与金铃子散合方加味。

处方：五灵脂9克，蒲黄9克（生、炒各半），川楝子9克，延胡索9克，当归9克，桃仁6克，乳香6克，没药6克。

此方本《内经》"通因通用"之旨而立。五灵脂为行血止痛要药，蒲黄生、炒并用，生能化瘀，醋炒则止血；川楝子疏肝解郁，导热下行；延胡索调血中滞气；当归养血活血；桃仁、乳香、没药祛瘀理血，宣通脏腑经络。诸药协同则化瘀、疏肝、清热，通畅冲任血脉，而收止漏之效。

服一剂，漏血减少，再剂血全止。后用四物汤加香附、炒黄芩调理，病即告愈。

例三 李某，女，30岁。因经漏做刮宫手术后，血仍淋漓不止，已二月余，迭服止血药未效。诊脉细弱，面色不华，神疲倦怠，小腹隐痛喜按。此冲任虚损，气血俱亏，阴血不能内守所致。宜调摄冲任，补益气血治之。方用胶艾四物汤合炮姜甘草汤加减。

处方：生地15克，当归15克，杭芍9克，潞党参15克，炙艾叶6克，阿胶30克，炮姜15克，炙甘草6克，烧乌梅9克。

上方四物汤去川芎，补血、调血，炙艾、阿胶温经止血，数味合用则有调理冲任、补血益气之效。尤妙在炮姜、甘草二味，苦甘化阴，且能引血归经而止血。

服上方一剂，血渐止。守原方服六剂，病渐痊愈。

例四 汪某，女，26 岁。施刮宫术后，经漏不止，已一月余，兼见盗汗、心烦、头昏。余仍用上例之胶艾四物汤合炮姜甘草汤加减，服五剂，漏血全止。仍盗汗、心烦、头昏。证属肾阴不足，肝阳上亢，治以滋阴潜阳法。

处方：怀山药 15 克，山萸肉 9 克，生龙骨 15 克，生牡蛎 15 克，玄参 9 克。

方中山药甘平，补脾胃、益肺肾，补而不滞，不燥不热，张锡纯称其有"色白入肺，味甘归脾，液浓益肾，能滋润血脉，固摄气化，宁嗽定喘，强志育神"之功；山萸肉酸涩微温，补益肝肾，收敛元气，善止虚汗；龙骨、牡蛎镇肝潜阳，配以萸肉，最能敛汗；玄参苦咸寒，补水滋阴，凉血润燥。诸药合用，补益肝肾，滋阴潜阳而安神。

患者连服五剂，盗汗全止，心烦、头昏均见好转。

此案所用之方系由张锡纯"阴虚劳热"诸方体验化裁而出，凡肝肾不足，阴虚阳亢所致之心烦、失眠、头昏、口干、盗汗等症，均可使用。

例五　高某，女，35 岁。经漏四十余日，近旬加剧，血色淡红，且现面浮、耳鸣、气短、自汗、心悸、神倦等症。脉细弱，舌淡润。此系冲任虚损，气不固摄所致，治宜滋养冲任、补气摄血，用胶艾四物汤加味。

处方：生地 15 克，当归 15 克，潞党参 15 克，杭芍 9 克，炙艾叶 6 克，黄芪 15 克，阿胶 30 克，山萸肉 9 克，乌梅 9 克，炮姜 15 克，炙甘草 6 克，元肉 15 克。

上方服二剂，漏血即止。唯耳鸣、面浮、自汗犹存。按脉细弱，两寸尤甚。此胸中大气下陷，气分虚极所致，乃易方用张锡纯升陷汤加味。

处方：黄芪 24 克，知母 9 克，升麻 6 克，柴胡 6 克，桔梗 6 克，山萸肉 9 克，潞党参 15 克。

连服三剂，诸证好转，精神转佳，病告痊愈。

例六　侯某，女，30 岁，湖南人。患经漏二月余，曾经中西医治疗，而经漏如故，且脐腹绞痛难忍。经用吗啡止痛，收效不大，反而出现口干、舌燥、自汗、发热等症。经其友介绍来诊。症见脉弦细，舌苔白腻少津。结合上述诸症观之，显系血枯化燥，血室瘀热所致，势非攻下，莫可救治。但患者体质虚损，目前用下，恐再伤正气，经漏更甚，必致危殆。宜本"体功重于病邪"之原则。治法分两步，先从健脾养肝入手，恢复机体功能，待体质好转，方再议下。处方用逍遥散加胡黄连。数剂后，果现脉数，舌转黄燥，发热、自汗。腹痛拒按，大便秘结，数日未解。此瘀热伤津，而肠燥之征象已备，体功已趋好转，下法之条件已具，乃用仲景厚朴七物汤。

处方：川厚朴9克，枳实9克，大黄9克，桂枝9克，甘草9克，生姜3片，大枣3枚。

方中枳、朴、大黄系小承气汤，用于攻里泻下，并除血室瘀热；桂枝、生姜升肝达郁，肝气得升，则血得归藏而经漏可止；甘草、大枣补益元气而和中。如此组合，既能逐瘀退热，又能安正。

嘱服上方一剂，次日来诊，大为好转，自诉大便已通，下黑粪两次，每次半痰盂之多。且汗止舌润，脉静身凉，两月多来之经漏已随之而止。继以归芍六君汤调理而愈。

此案之主导思想，在于初诊即认定其"正虚邪实"，但不急于驱邪，故先以健脾养肝为第一要着。待患者体气渐充，燥热已趋明显，攻下条件业已成熟，便抓住"血室瘀热是引起经漏不止"这一病机关键所在，毅然投以泻下之法，使瘀热尽除，而收全功。

【按】崩症系指经血猝然而来，暴下成块，势不可挡，如土崩瓦解，故名曰"崩"。漏症则淋漓不尽，绵延不止，如漏卮难塞，故名曰"漏"。古人认为："漏者崩之渐，崩者漏之甚。""久崩不止，气血耗竭，必致成漏，久漏不止，病势日进，亦将成崩。"崩漏二症，虽症状不同，但总由冲任二脉为病。临床诊治必须审其虚实，辨其寒热。故处方用药须根据病情而定。上述病案六例，从中可以看出"同病异治"之灵活性。

三、经漏血尿

王某，女，40岁。已婚多年，从未孕育，性多忧郁。1949年春，自感胁腹疼痛，经漏淋漓不已，并发尿血，尿道灼痛。经西医诊断为"子宫肌瘤"，建议手术，未曾施行。经某中医用导赤散、清心莲子饮等方未效，乃请余往诊。按其脉，弦而涩。视其舌，青而滑。病已二月之久，以方衡证，尿血而痛用导赤之类，未为不可，何以不效？因思患者之急欲求医调治者，为求生育也。求而不得，抑郁伤肝，肝藏血，肝气郁结，气血失调，此其因也。今观脉证，确系肝郁。盖厥阴肝脉，"过阴器抵小腹"，故专事清利之导赤散无益也，治劳淋之清心莲子饮亦无济于事。余因之而得到启发，据其主因，不宜从小便之义治。但治经漏何能兼顾尿血？治尿血又怎能顾及经漏？唯既决断为肝郁夹瘀，其病在肝，治宜疏肝解郁。肝气得舒，淋漓可止；肝气不陷，血自归经，尿血可愈。乃处以下方：

白茯苓15克，炒泽泻6克，桂枝9克，炒杭芍9克，炙香附

9克，砂仁6克，郁金6克，青皮9克，延胡索9克，川楝子6克，甘草梢4.5克。

此温肝舒郁法也。茯苓、泽泻渗湿利水；杭芍养血柔肝；香附、青皮、延胡索、川楝、郁金，皆调气疏肝之品，亦能活血；砂仁理气通滞；桂枝一味，达木郁以升肝气，张锡纯谓其"善抑肝木之盛，使不横恣……又善理肝木之郁使之条达也"。

上方服二剂，诸症均有减轻，瘀象亦退。方既已效，仍用原方加减。

处方：白茯苓15克，炒泽泻6克，桂枝9克，炒杭芍9克，上阿胶9克，生地12克，丹皮6克，焦栀仁6克，浙寸冬9克，生甘草4.5克，血余炭一团。

此在原方基础上，加阿胶养阴益肝，助生地、寸冬养阴润燥；丹皮、焦栀仁化阴生血兼清郁热；血余炭止冲任二脉之血溢下渗；再以苓、泻之渗利湿邪，以桂、芍达郁而平风木。

连服五剂后，各症渐愈，尿血全止，月经调畅。次年受孕而举一子。

【按】此例之愈，全在"辨证求因，审因论治"。患者年已四十而无嗣，忧虑可知。求子不得，肝气日郁，气血瘀阻，冲任失调，故经漏淋漓。瘀血下注，渗入膀胱，必然尿血。肝血不藏，遂使血不归经，缠绵难愈。治疗之法含疏肝解郁、调理冲任，别无良策。此尚易理解者。如胶柱鼓瑟以"血家禁桂"之说为禁令，则是不深知桂枝之性能与该例尿血之病机。考桂枝辛温，与芍药合用善调气血，与丹皮合用善化厥阴寒凝瘀结。更有妙者，本品善升肝气之下陷，俾冲任和调，血自归经，再佐以育阴润燥之品，何患血之不止！前人虽有"血家禁桂"之论，系指上窍出血之证而言。至于肝气下陷之下窍出血，非但不为禁忌，抑且必用也。故治此类血证，往往加用桂枝，非独此案也。

四、阴道出血并发紫斑

陈某，女，25岁。患阴道出血已三周，兼见全身紫斑。住某医院中西医结合治疗，中药曾用过犀角地黄汤、牛黄丸等多剂，阴道出血不仅未止，又增齿龈出血、鼻衄。转余诊治。症见：面色苍白，两颊微红，舌质淡，苔薄白少津，脉芤。此血不循经脉运行而溢于外也，即所谓"血不归经"。其所以不归经者，殆由阴虚阳浮使然，故现鼻衄、齿衄及紫斑等出血现象。前医药过寒凉，正气受损，故出血不止。今本"急则治标"之原则，先以止血为务。然此证虽属阴血虚亏，但热象并不显著，用药不可过寒，寒则凝，易留瘀；亦不可过热，热则动血，更不易止。宜寒温并用，刚柔相济为适当，乃用自拟方生地侧柏叶汤加白茅根。

处方：生地15克，侧柏叶9克，白茅根9克，麦冬9克，杭芍9克，炙艾叶6克，藕节5个，炮姜15克，炙甘草6克。

此方说明见本书"鼻衄"例一。

服药三剂，出血顿止，紫斑未全退。继用自拟方二甲化斑汤。

处方：炙龟板 15 克，生牡蛎 15 克，沙参 9 克，玄参 9 克，阿胶 15 克，茜草 6 克，藕节 3 个，牛膝 9 克，甘草 3 克，蒲黄（醋炒）6 克。

方中二甲（龟板、牡蛎）育阴潜阳；沙参养阴润肺；玄参滋水润燥，又清浮越之火；阿胶滋阴补血；茜草、蒲黄炭、藕节凉血止血，活血祛瘀；甘草护胃和中；牛膝引诸药下行。全方组合，滋阴潜阳，止血消瘀。连服五剂诸症消失。

五、胎漏

李某，女，31 岁。曾流产三次，现怀孕三周又有漏血，颜色淡红，淋漓不止。兼见腰脊酸痛。舌红润，苔薄白，脉沉弱。此属气血不足，冲任不固，治宜调补气血以增强冲任。先用仲景胶艾四物汤加减。

处方：生地 15 克，当归 15 克，潞党参 15 克，黄芪 15 克，杭芍 9 克，阿胶 15 克，炙艾叶 9 克，炮姜炭 15 克，炙甘草 6 克，苎麻根 9 克。

此方，以四物汤去川芎加参、芪补血养血；合以阿胶、炙艾则能固经止血；加苎麻根凉血止血而安胎；又得炮姜、甘草之苦甘化阴而滋血，则胎元可固，流血可止。

连服三剂，漏血止。继以已故成都名中医陈焕甫治习惯性流产之名方"保产丸"（改汤剂）加减调理，以资巩固。

方用：菟丝子 15 克，续断 9 克，桑寄生 15 克，潞党参 15 克，杜仲 15 克，黄芪 15 克，阿胶 15 克，砂仁 3 克。

方中菟丝、寄生补肾强腰，固肾安胎；续断、杜仲补肝肾强腰膝而保胎；黄芪、党参补益气血而固胎；阿胶滋补肾阴，益血养胎；砂仁行滞气，并防补药之滋腻碍胃。如此组合，功能补肾气，益气血，使肾气足，气血充，则冲任固而胎自安。嘱每周服三剂，隔日一剂，连服一月。于是，胎得以安，届期顺利分娩，母子平安。

【按】妇人胎漏，系指怀孕后阴道有不规则之流血或点滴漏下或淋漓不止等现象，又叫胞漏或漏胎。若不急止其血，则胎元受损，甚至引起流产或小产。本证多因妊妇气血亏虚，冲任不固所致，亦有因血热、房室不节、跌仆损伤所致者。应根据不同情况辨证用药。胶艾四物汤合炮姜甘草汤加苎麻根为治疗一般胎漏之方。气虚明显者加参、芪；有血热现象者加黄芩、地榆；跌仆损伤者，加续断、骨碎补。并告以力戒房事，则疗效颇佳。本方又能补血，血足则胎得所养。本例因有流产史，故血止后，继用保产丸加减，以补肾固冲。

又：本方适应范围较广，尚可用于胎位不正等症。

六、产后发热三例

例一 李某，女，30 岁。产后发热，面色赤，神倦，头痛，眩晕，项强，恶寒，肢冷，腰酸，微喘。舌淡润，苔白，脉浮弦无力。此系产后里虚，外感风寒所致。治宜扶正祛邪，表里兼治，方用《金匮要略》竹叶汤。

处方：附片 60 克，淡竹叶 9 克，葛根 9 克，防风 9 克，桔梗 6 克，潞党参 15 克，桂枝 9 克，甘草 6 克，生姜 9 克，大枣 3 个。

此方为产后里虚有表邪的正治方。产后兼表，尤在泾说："若攻其表，则气浮易脱；若补其里，则表多不服。"上方乃表里兼顾法也。

服一剂，热退身凉，再剂即愈。

此案竹叶汤一方，载于《金匮要略·妇人产后病脉证治第二十一》，原文曰："产后中风发热，面正赤，喘而头痛，竹叶汤主之。"产后中风（此指外感风邪），发热头痛，为感受表邪；面赤气喘为虚阳上浮。此表有外邪，里有气虚和虚阳不敛，为正虚邪实，即虚中夹实证。仲景采用扶正祛邪法，药证相符，丝丝入扣。但《张氏医通》认为，方中附子与证不合，疑为错简，因而把它删掉，可能是把面赤误认为热证。这种面赤是真寒假热，类似戴阳证。若不用附子，何能收敛浮阳。附子配人参即参附汤，有回阳固脱之功。此二味合用，正针对里气虚馁、虚阳上浮而设。此方经数十年临床验证，从未去附子，都收到预期的效果。说明此方用附子并非虚设。

又：方中竹叶有两种，原方未注明用何种。余用淡竹叶，属禾本科多年生草本植物淡竹叶的茎叶，功能清热、利尿、散风热，配解表药有退热作用。另一种竹叶为禾本科苦竹的鲜叶，功能内息肝胆之风，外清暑湿之热，又能安神止痉。两种科属效用不同，用时宜加区别。

例二　张某，女，30 岁。产后感冒，延余往诊。症见：头痛，恶寒，微热。舌质淡，苔薄白，脉浮缓。此产后血虚，感受外邪所致。治宜养血解表，用自拟方加味愈风散。

处方：当归 15 克，黑豆 6 克，炒荆芥 6 克，独活 6 克。

此方用于产后血虚，外感风寒之证。方中炒荆芥轻散血中风寒，当归、黑豆养肝和血，再加独活散肾经伏风，并佐荆芥以增强祛风之力。

此案加减愈风散一方，由华佗愈风散和后世当归散变化而来。因善治产后风邪为患，仍定名"愈风散"。二方俱载于《中国医学大辞典》。华佗愈风散"治妇人产后中风口噤，牙关紧急，手足瘛疭如角弓状，亦治产后血晕不省人事，四肢强直……此药清神气，通血脉，其效如神"。药用荆芥穗微炒，研为细末。每服三五钱，豆淋酒（黑豆炒焦，投好酒中）或童便调下。当归散由当归、荆芥组成，"治产后中风，牙关紧闭，不省人事，口吐涎沫，手足瘛疭"。合二方为一方，并加独活一味，用治产后血虚，外感风寒之证。经数十年临床实践，效果良好。

例三　孟某，女，37 岁，体质素健。于 1949 年春分娩后，高热持续不退，前医曾用养肝补血药多剂，热势依然。延至月余，热势更张，时有神昏、谵语，病情危殆，求余诊治。症见：脉洪大，重按有力，舌苔白燥，面垢自汗，烦渴饮冷，手足不时厥冷，面部微浮，四肢轻度肿胀。细询病情，始知病由外感失治，又加滋补所致。脉症合参，病属燥热伤阴，肺胃火郁而发热，乃里热亢盛之证。然病在产后，极易与"血虚发热"相混淆。若辨认不清，毫厘之差，即千里之谬，生死立见于反掌之间，自应明辨慎思，方不致误。血虚发热，有时证似白虎，亦有发热面赤、烦渴、汗出等症，但脉象多见细数，而少洪大，舌质多淡白，虽有自汗、烦渴，但不引饮。患者倘系血虚发热，则前所用养肝补血之剂，理应见效。今不效者，足征发热并非里虚。今白虎确证已具，自当以甘寒退热之白虎汤施治。但古人有"石膏为产后禁忌"之说。且产后三大症，以麻仁丸治便秘，小柴胡汤治郁冒，竹叶汤治风痉，并无白虎汤为治之设。经反复思索，并忆及徐灵胎用石膏治愈西濠陆炳若夫人产后风热之例，结合本症病情，若因循再用补益，而不速投甘寒退热之剂，则阳明独盛，不免导致阳盛阴亡之虞。患者虽在产后，但脉证俱实。遵仲景"观其脉证，知犯何逆，随证治之"的启示，决定用张锡纯白虎加人参以山药代粳米汤。

处方：生石膏 15 克（捣碎先煎），潞党参 15 克，炒知母 9克，生甘草 6 克，怀山药 15 克。

方中以白虎汤泻热降火，加党参益气生津。用山药代粳米者，张锡纯谓："盖粳米不过调和胃气，而山药兼能固摄下焦元气，使元气素虚者不至因服石膏、知母而作滑泻。且山药多含有蛋白之汁，最善滋阴。白虎汤得此，既祛实火又清虚热，内伤外感，须臾同愈。愚用此方救人多矣。"

是方服一剂后，症减其半，神识转清，再服一剂，诸症若失。

古之产后三症三方不能尽其病之变。总之，治病不能墨守成规，必须根据客观实际仔细辨证，灵活处理，方可应万变而不穷。前人虽有许多经验记录值得取法，但必须通过自己进一步的实践而加以检验，才可得出正确结论，用以指导临床。

【整理者按】产后发热，虽有外感、食滞、瘀血、血虚、阴虚、蒸乳等不同，治法亦异。历代医家各有不同见解。如《丹溪心法》有"产后无令得虚，当大补气血为先，虽有杂证，以末治之"。张子和有"产后慎不可作诸虚不足治之"之说。《医宗金鉴》所说"古云胎前无不足，产后无有余，此言其常也。然胎前虽多有余之证，亦当详察，其亦有不足之时，产后虽多不足之病，亦当详审，其每夹有余之证也"。

综上所述，丹溪所言者，言其常也，张氏所言者，言其变也。《金鉴》所言者，既言其常，也言其变。总之，临床治疗既要知常，更要知变，不可拘执，方不致犯虚虚实实之戒。

戴老日常临证，对产后诸病虽不忘百脉空虚，元气易耗这一特点，但亦不囿于"产后无有余之证"的说法，而是本着有是证，立是法，用是药，审因论治，因人、因病制宜。

儿　科

一、阳虚中寒发热咳喘

金某，男，2月婴儿。先天不足，素禀羸弱。因发热、咳嗽，西医诊断为小儿肺炎，曾服退热等西药，病情转危。来诊时，症见：神迷，发热，目闭不开，颜面发青，唇色淡白，喉间痰鸣，咳嗽气喘，冷汗淋漓。舌淡润，苔薄白，脉沉小而紧。余观患儿，素禀本亏，元阳稚弱，忽感寒邪外侵，又经药物克伐，遂至浊阴上逆，中阳不守。若不急扶元阳，速驱浊阴，势将出现元气暴脱之危候。急用四逆汤加味。

处方：黑附片15克，干姜5克，桂枝5克，茯苓9克，姜南星5克，炙甘草3克。

四逆汤回阳救逆，温脾肾之阳，加桂枝宣通心肺阳气，茯苓健脾利湿而和中，姜南星祛风痰。

次日来诊，发热减轻，冷汗已收，面转红润，目开神清。喉间痰鸣已无，危象悉除。继用桂枝加附子汤。

处方：黑附片 15 克，桂枝 5 克，炒杭芍 5 克，炙甘草 3 克，烧生姜 3 片，大枣 2 个。

连服二剂，诸症消失而愈。

【按】此症虽系阳虚感受外寒而致，而不用麻黄附子细辛汤者，是因患儿冷汗淋漓不止，已有阳气欲脱之危象，故不能再用麻辛之辛散，必须急用四逆汤加味以回阳救逆，桂枝驱逐寒疾为治，使患儿元阳得扶，危证消除。继用桂枝加附子汤以扶阳和阴，调和营卫，巩固疗效。

二、寒凝经脉耳后起核

李某，女，8 岁。患发热，面青，神迷，脉沉，舌润，耳后起核，大如拇指。病已一周。脉症合参，证为阴邪上犯，寒滞太阳经脉。今患儿面青无神，法当扶阳以祛寒，处予麻辛附子汤。

处方：黑附片 30 克，麻绒 3 克，细辛 2.5 克。

此方之效用在于温经散寒。方中附片辛热、扶阳，麻黄、细辛辛温散寒，使客邪外散，耳后之核可消，发热亦当随之而解。

次日复诊，脉仍沉，核微消，发热已退，再处以下方。

黑附片 30 克，桂枝 6 克，炒杭芍 9 克，生香附 9 克，麦芽 15 克，炙甘草 6 克，烧姜 3 片，大枣 3 个。

此桂枝汤加附片，再加香附、麦芽。方中附片温经散寒，香附、麦芽行滞散结，桂枝汤调和营卫，兼散风寒。

服后，面色唇口均转红润，核已消三分之二，但出现鼻衄，身出红斑。此乃阳气通达之象。继用封髓丹（黄柏 10 克，砂仁 3 克，炙甘草 6 克）三剂调理，诸症全消而愈。

三、肺结核表邪失解

袁某，男，5 岁。原患肺结核未愈，后感风寒，症现发热、畏寒、咳嗽等。住某医院按肺结核治疗未见好转，邀余会诊。查其脉浮紧，舌淡润，苔薄白。脉症合参，此系表证失解，致邪郁肺卫。宜解表调和营卫，使病邪得出，则有转机。用自拟加味桂麻各半汤。

处方：炙麻绒 4.5 克，杏仁 6 克，桂枝 6 克，杭芍 9 克，苏叶 4.5 克，防风 6 克，独活 6 克，甘草 4.5 克，烧生姜 3 片，大枣 5 枚。

二诊：服一剂，寒热即退，咳嗽亦减。继以健脾补肺，脾肺并治之剂，使土旺金生，可望康复。尤以幼年生机旺盛，若能药证相符，恢复并不困难。

处以如下二方：

第一方——参苏饮加减：沙参 9 克，苏叶 3 克，法半夏 6 克，茯苓 9 克，陈皮 4.5 克，炒枳壳 4.5 克，桔梗 4.5 克，葛根 6 克，川贝母6克，甘草3克。

第二方——参苓白术散（改为汤剂）：苏条参9克，白术6克，茯苓9克，扁豆9克，莲子9克，怀山药9克，苡仁9克，砂仁3克，陈皮3克，桔梗4.5克，甘草3克，大枣2枚。

上二方交替服，二日服一剂。各服六剂后，饮食增进，精神转佳，面色红润，病体康复。

【按】《内经》云"知标本者，万举万当"。此症虽以肺结核为本病，而症见寒热，脉现浮紧，则为表邪之征。本急则治标、先表后里之原则，以解表为先。待标病解除，则以培土生金而治本，使饮食增进，抗力增强，其病自愈。病有先后，治分缓急，治本治标，应以当前所现病机为根据。

加味桂麻各半汤，原系平淡之剂，竟能应手取效者，实由于明辨证情，把握标本缓急得宜。中医不以病名为主，而以辨证为中心者，即此义也。

四、顿咳（百日咳）

戴某，女，6岁。顿咳不止，夜间尤甚，每日发作数十次，病已经月。西医诊断为"百日咳"。剧咳时口鼻出血，甚或手足抽搐。屡经治疗，未见好转，且食欲减退，精神不振。来诊时，症见面白无华，舌苔白燥，脉细数无力。此症久咳不止，阴虚液涸，肺失清肃。肺伤则金不制木，血失敛藏，故剧咳时手足抽搐，口鼻出血。胃阴既枯，所以食欲渐减以致精神不振。治法当从滋阴养液，肃降肺气入手。方用炮姜甘草汤加味治之。

处方：炮姜炭 6 克，炙甘草 6 克，天冬 9 克，五味子 3 克，白蜜 3 匙（分三次兑入）。

方中姜炭味苦、甘草味甘，苦与甘合，则能化阴，阴者血也，血能润燥，又能濡筋；合以白蜜，则补益脾胃，滋胃阴而降肺逆；五味子酸能敛肺，主咳逆上气；天冬入肺以清燥热，又能利痰宁嗽。诸药相合，则为肺胃同治，标本兼顾之方，于阴虚液涸之证颇为相宜。

患者服三剂后，咳嗽次数大减，口鼻已不再出血。但因久咳，不仅阴液亏损，血亦不足。再就原方加黄芪 15 克，当归 9 克（即当归补血汤），以补气生血。连服五剂，咳即全止，食欲渐佳而愈。

【按】百日咳，古称顿咳，是小儿常见的以阵发性咳嗽为主而且病程较长的一种呼吸道传染病，也是小儿传染病中较为痛苦的疾病之一。由于久咳不止，往往导致阴虚液涸，脾胃伤损。此时的治疗，若纯用滋阴，则有碍胃气，若辛香燥脾，则更伤肺阴。有鉴于此，借用《金匮》治肺痿吐涎沫之甘草干姜汤，此方原治"肺中冷"，有温肺复气之功。但在用时，姜改用炮姜炭，则辛温之性大减，苦味大增，与甘草合用则有苦甘化阴之妙。再合以白蜜之润肺燥、补脾胃，济以天冬、五味之益阴敛肺，则于肺胃阴虚、脾胃伤损之证既无妨碍，且有刚柔相济之妙。

此方不仅用治小儿百日咳久咳不止而现阴虚液涸者，亦用于成人阴虚久咳，干咳无痰，或咳即遗尿等。

五、蛔厥腹痛

患者，9岁。其父代诉，病已三日，呕吐发热，手足时冷，腹痛不能按。某医院曾考虑手术，因家人反对，故转余急诊。症见：腹痛剧烈，患儿直挺其胸，两眼上翻，烦乱不安，频频以手抓唇。诊其脉则闭伏异常，视其舌，苔黄而燥，舌体满布槟榔状之花点，唇赤面黄。显系湿热积滞，胃浊不化。至于舌现槟榔状花点，则属蛔虫之征。蛔虫为患，故腹痛不能忍。气机郁滞，故脉闭伏。今发热实非外感，热深厥深，故见手足厥冷。先其所急，应予清肠胃湿热，兼以安虫治之。用自拟方安蛔止痛汤。

处方：茵陈6克，炒苍术6克，川芎6克，青皮6克，炒杭芍6克，厚朴6克，砂仁4.5克，焦山楂6克，焦黄柏6克，苦楝根皮4.5克，烧乌梅3个，炮姜3克。

盖虫之寄生肠胃，赖湿热而繁殖。茵陈专清肠胃湿热，苍术燥湿健胃以安脾；川芎行气开郁，杭芍和肝养血而缓急迫，青皮、厚朴散积消痞而宽中，均有疗腹痛之功；砂仁行滞气，焦山楂消胀散结，更用苦楝根皮、黄柏、乌梅以泄热杀虫；加炮姜辛温反佐，以制苦寒。

二诊：上方服后，吐蛔二条，腹痛稍缓，烦乱亦减，呕逆渐定。但不时仍有腹痛，脉仍闭伏，发热未退，大便已四日未解。此营卫失和，里热积滞。本"通则不痛"之旨，用桂枝汤加大黄。

处方：桂枝 6 克，炒杭芍 6 克，大黄 6 克（后下），甘草 3 克，生姜 2 片，大枣 2 个。

仲景桂枝加大黄汤，原方芍药量为桂枝的两倍。余今用为等量，为桂枝汤原方，目的在和营卫。加大黄以泄里热，通其便而不伤中，与仲景重用芍药配大黄以治里实腹痛者有异。

三诊：服药一剂，大便得通，热稍退，手足转温。多日来闭伏之脉，今转弦数满指，是病情向愈之征。但舌仍黄燥，脉证俱实，虽经用下，但积热未消，仍应再下。方用杨栗山升降散和仲景四逆散合方化裁。

处方：僵蚕 4.5 克，蝉蜕 3 克，炒柴胡 4.5 克，炒杭芍 6 克，炒枳实 4.5 克，甘草 3 克，炒黄连 1.5 克，炒黄芩 4.5 克，大黄 4.5 克蜂蜜（每次一匙，点酒少许分三次兑入）。

方中僵蚕、蝉蜕、大黄、蜜、酒，乃升降散去姜黄也。僵蚕、蝉蜕祛风散热，大黄泄热通腑，酒引诸药上达，蜜导诸药下行。

柴、枳、芍、草四逆散也。柴胡散肝胆经热邪，合枳实消心腹、肠胃中结气，且可升清降浊。芍药、甘草并用，可缓急止痛，加芩、连清热除湿。全方主旨，清热导滞，升清降浊，疏肝泄热，且解表和里，荡滞通便。

四诊：上方服后，下燥粪甚多，热势又减，脉由弦数转缓，身体已能俯仰，烦乱已除，腹中有时隐痛，舌苔黄燥稍退。此积热未尽，仍应清热导滞，用升降散加甘草。

处方：僵蚕 4.5 克，蝉蜕 3 克，姜黄 4.5 克，大黄 4.5 克，甘草 3 克，蜂蜜（每次一匙，点酒少许分三次兑入）。

五诊：服上方后，续下燥粪，病者神态安宁，发热全退，腹部微隐痛，唯小便短赤。此湿热未尽，宜清热利湿，仿叶氏治湿热法处以下方。

处方：茵陈 6 克，茯苓 9 克，苡仁 6 克，通草 3 克，木通 3 克，连翘 4.5 克，焦栀仁 3 克，焦黄柏 4.5 克，杏仁 4.5 克，藿香 4.5 克，滑石 6 克。

方中栀仁、苡仁、茵陈、茯苓，清热利湿，木通、通草导热下行，杏仁利气、宣肺，藿香行气、助胃，止心腹之痛，滑石利湿，黄柏滋水清热。

六诊：服一剂后，患者神清气爽，六脉平和，腹已不痛，小便清长。继予甘露饮，清湿热，养阴液而愈。

【按】本证初诊，颇似仲景乌梅丸证。然乌梅丸证所治之蛔厥，是因脏寒，蛔上入胃所致。本证虽由虫积引起，但湿热积滞，大便燥结。故先用安虫止痛，继用清热导滞，复经数次攻下，才使病势由重转轻。若不及时议下，则变生他症。

六、小儿风痉频发

刘某，男，2岁。患抽搐，已三月余，日发四五次，若受惊则发作更甚。经某医院治疗已二月，邀余会诊。见患儿两目直视，舌绛、面赤、唇紫，脉弦数。证属热郁生风，肝风内动。先以通络、养肝、清热息风为治，用加味三豆饮。

处方：绿豆9克，黑豆6克，赤小豆9克，银花3克，连翘3克，橘络6克，丝瓜络6克，钩藤3克。

另加服猴枣散，一瓶分二次服，日服一次。

方中三豆，专以养肝、润燥、和胃，银花、连翘清热解毒，橘络、丝瓜络化痰通络，钩藤清热平肝、息风镇痉。再以猴枣散清热化痰，镇惊息风。

患儿服上方三剂后，抽搐已止。但一周后，又复发，次数较前减少。继以息风、镇痉潜阳之剂，用《金匮要略》风引汤。

处方：生代赭石9克，白石英9克，紫石英9克，赤石脂9克，龙骨9克，生石膏9克，牡蛎6克，桂枝9克，干姜9克，酒军3克，甘草6克。

方中赤石脂、白石英、紫石英皆能镇痉息风。代赭石平肝镇逆，龙骨收敛元气，牡蛎滋阴潜阳，更以桂枝、干姜为反佐，酒军、生石膏清化伏热。如此制方，全面兼顾。

服两剂，抽搐全止。为巩固疗效，嘱用鹿茸9克，分十次服，一周服二次，以扶元阳，继用陈夏六君汤加麦冬调理而愈。追踪观察三年，未复发。

七、疳积二例

例一　李某，男，5岁，患病已半年。症见：面色㿠白，起蟹爪纹，唇赤。肌肉消瘦，腹大坚硬，毛发焦枯，皮肤干燥，微咳，午后潮热，多食善饥，大便溏泻，每日约2~3次，小便混浊。经治未愈而转我所。查得脉象弦细，舌淡润无苔。病属疳积，证为脾胃虚衰，津液损耗，处以下方。

炮姜9克，甘草6克，当归15克，北口芪15克，天冬10克，白蜜10克。

此方系炮姜甘草汤与当归补血汤合方。方中炮姜、甘草苦甘化阴，专培脾胃之阴，加天冬、白蜜以济肺燥，合当归补血汤以益气生血。全方为治疳积肺胃阴枯之方。

二诊：上方服三剂后咳止，潮热退，大便恢复正常，一日一次，唯腹大坚硬如故。处以芜荑化疳汤。

处方：青蒿 6 克，芜荑 6 克，青皮 6 克，杭芍 10 克，白术 10 克，胡黄连 5 克，焦山楂 15 克，百部 10 克，木香 3 克，山土瓜 6 克，苡仁 20 克，苦楝根皮 6 克，甘草 6 克。

方中苦楝根皮、芜荑杀虫消疳，百部润肺止咳杀虫；白术、苡仁健脾利湿；青蒿、胡连、杭芍、山土瓜清热平肝；青皮、木香、焦楂消积化瘀，行滞理气。本方具有一般化疳汤之效验，又能平肝清热，故对小儿疳积腹大坚硬者尤效。

三诊：上方服五剂后，腹胀大减，且腹部逐渐柔软。为巩固疗效，拟方用参苓白术散加银柴胡、杭芍、乌梅，调理肝脾，服十余剂渐愈。

例二　施某，女，15 岁。形体消瘦，腹胀大已二月。曾用破气药后，腹胀日增，且逐渐不欲食，胸闷，神倦，思睡乏力，转余诊治。察其脉濡，舌质淡润，苔白腻。《内经》云："诸湿肿满，皆属于脾。"按此证即属脾湿痰积，气机郁滞，法当化湿理气，温肝舒郁。

处方：茵陈 10 克，苍术 10 克，砂仁 6 克，厚朴 9 克，吴茱萸 6 克，杭芍 10 克，焦山楂 15 克，青皮 6 克，甘草 6 克，炮姜 9 克，乌梅 3 枚。

二诊：上方连服三剂，腹胀大减，胸闷渐舒，能进食。继以健脾理气为治。

处方：白术10克，枳实8克，百部10克，木香5克，木通6克，鸡肝一具。

三诊：上方连服五剂后，腹胀全消，食欲增进。为巩固疗效，继以六君汤加怀山药、白蔻仁、香附、麦芽、枣皮、乌梅，健脾柔肝调理而愈。

【按】疳积之成因多由脾胃虚损所致。如断乳过早或乳食不节，恣食肥甘生冷油腻，停滞中焦，日久成积，积久成疳。或久病吐泻，或久热不退，或久痢久疟之后，津液耗竭。脾主运化、散精，并为胃行其津液。今脾阳虚衰，则胃阴枯竭，肺失滋源，不能充身润肤，积渐成疳。《幼幼集成》所谓"疳之为病，皆虚所致，虚为积之本，积为虚之标也"。所谓虚，证之临床，应指脾阳不足、胃阴枯竭、肺失滋源、津枯肺燥为主要原因。

一般疳积临床症状大多表现为面色萎黄，肌肉消瘦，腹大坚硬，青筋暴露，毛发焦枯，皮肤干燥，或午后潮热，烦渴困倦，多食易饥，食不为肌肤，大便溏泻，小便混浊，间有嗜食生米泥土等物。一般方书只重现象，不重本质，罗列许多名目，如心、肝、脾、肺、肾疳以及蛔、眼、脑、鼻疳，等等；而且各列治法，舍本逐末，使后学者无所适从，徒乱人意。余治小儿疳积紧紧掌握脾肺二脏。由于脾胃相表里，扶脾阳、固胃液、滋肺阴、佐养肝和血等法疗效甚佳。

八、鹤膝风

周姓女孩，9 岁。患左膝关节肿大，住某医院，诊断为"骨结核"。治疗二月，前后开刀五次，病情如故，请余会诊。症见：患儿面色㿠白，左膝关节肿大且僵冷，不能站立。开刀之处潺潺流下清稀黑水，无疼痛感觉。终日嗜睡，舌润无苔，脉沉迟无力。详询病史，知发病是由于冬令玩雪而引起。寒邪侵入经脉，治不得法，迁延日久，郁而不解。脉症合参，当用通阳化滞和血之法，用加味阳和汤。

处方：麻绒 6 克，熟地 15 克，白芥子 9 克，鹿角霜 15 克，桂枝 6 克，上肉桂 5 克，炮姜 9 克，当归 15 克，甘草 9 克。

方中熟地、肉桂、鹿角霜温肾阳固肾阴；麻绒开腠理；白芥子消痰化积，消皮里膜外之痰；熟地得麻绒则不凝滞，麻绒得熟地则不表散；此方重用鹿角霜一味，取温补而不黏滞；肉桂、桂枝并用者，取其温心、肺、肾之阳；加当归以补血、活血。全方配合有扶阳固阴之功。

二诊：上方服五剂后，面色由白渐转红润，左膝关节稍转温，肿势渐消。用原方去鹿角霜，每剂加服鹿茸 1.5 克，再服五剂。取鹿茸补精髓，壮元阳，大补督脉，强筋健骨。因肾主骨生髓，督脉为周身骨节之主；肾强，精髓足，则督脉盛，寒邪化，经脉通，而关节肿大可望渐消。

三诊：上方服五剂后，膝关节转温，且能站立。面色红润，食欲增进，精神转佳，患部所流之清稀黑水转为黄色脓液。此肾阳虽复，尚需补气活血、生肌，方用张锡纯内托生肌散加减。

处方：黄芪 30 克，天花粉 10 克，乳香 6 克，没药 6 克，山萸肉 15 克。

此方重用黄芪，取其性温、味甘，《本经》谓"主痈疽，久败疮，排脓止痛"，以其补气而能生肌，其溃脓自可排除；天花粉治痈肿疮毒，配合黄芪更能增强生肌排毒之功；乳香、没药一能调血中之气，一可调气中之血，乳、没合用，宣畅脏腑，疏通经络，善治疮痈，能去瘀滞；山萸肉温肝、补肝以通九窍。全方共呈益气生肌、排脓疏络、解毒之功。服用七剂后，创口逐渐愈合。

【按】阳和汤一方，为治阴疽内陷方，因具有通阳化滞和血的作用，故命名"阳和"，取其如日光一照，寒邪悉解之意。唯原方剂量过轻，不能胜病。故用时应师其意而不泥其方。本病无常形，医无常方，药无常品，顺逆进退，存乎其时，神圣工巧，存乎其人，君臣佐使，存乎其用。如墨守成规，妄用成方，或执不变之方，以治变动不居之证，虽属效方，亦难取胜。

九、中耳炎

童某，男，5岁。左耳流脓，且发高热，体温39.7℃，西医诊断为中耳炎，曾用青霉素等药，发热未减，流脓依然，延余诊治。症见：左耳中有清稀脓液渗出，精神委顿，有"但欲寐"之势，二便通畅。舌质青滑苔薄白，脉沉细。四诊合参，断为寒邪入少阴肾经。肾开窍于耳，经气相通，今寒邪侵入肾经，滞于耳窍，故现上述诸症。治法先宜温经散寒，鼓邪外出，方用《伤寒论》麻黄附子细辛汤。

处方：附片30克，麻黄6克，细辛3克。

二诊：服上方一剂后，发热即退，体温正常。患儿面色唇口转红，脓液转稠，脉转弦数，舌质转红。病已由寒化热，所谓"阴证转阳"，其病易治。宜用清肝降火之剂，乃予龙胆泻肝汤加减。

处方：龙胆草5克，栀子3克，黄芩6克，车前子6克，柴胡6克，生地15克，泽泻6克。

服三剂后，耳中流脓渐止而愈。

【按】此症治愈之关键在于认清"阳气重于阴气""体功重于病邪"之理。凡遇寒邪抑遏，宜先予温经散寒，待阴证转阳，方施以清凉之剂，自易见效。若不知此理，初诊即以寒凉泻火，则寒邪凝滞，变生他证，病难速愈。

本例因系小儿，生机旺盛，易虚易实，故一剂温扶即见转阳。若系成人或久病，虽数剂温扶，亦难有此明显转机。临证之际，宜注意患者年龄、体质、病程新久及服药情况。证变药变，一切均从患者客观实际出发，力避主观武断。只有这样，才能收到预期的效果。

外　科

一、痔疮

男性外宾，五十余岁。患内外痔年久，到中国后痔发红肿疼痛，坐卧不安，因体力欠佳，不愿割治。余往会诊，处以内服、外治法。

内服处方：夏枯草9克，金银花9克，甘草6克。

痔核属肝胆经热邪蕴结。方中夏枯草一味，辛、苦，入肝、胆二经，散热解结，金银花为清热解毒要药，善治疮毒肿痛，再以甘草泻火解毒和之。

外搽方：五倍子10克研末，加冰片9克，和匀研细，再加适量猪胆汁调匀（如软膏状），涂于纱布上做外敷，一日换药二次。

五倍子外搽可散疮肿，冰片通窍散郁火，消肿止痛，猪胆汁苦寒滑润清血。如此内外并治，表里兼顾，服方三剂，外治三日，痛止肿消。离昆前，曾要求外治药二百克携行备用，以防复发。

二、便血

林某，男，三十余岁。患肠风下血多年，曾用凉血祛风之剂无效。每年发作数次，每发纯下鲜血，不杂大便，无里急后重，肛门无红肿，微感疲倦食少，舌质淡，苔薄白，脉细弱。此寒湿郁遏阳明、脾失统摄所致。法当养血温经，健脾燥湿而止血。方用自拟经验方肠风止血汤。

处方：当归15克，炒杭芍9克，川黄连2克，白术9克，炙香附9克，地榆炭9克，茯苓9克，荆芥炭9克，炒艾叶6克，阿胶9克，烧乌梅9克，炮姜9克，甘草6克。

方中归、芍补血养肝；白术、茯苓健脾燥湿；黄连燥湿健胃，少用为苦味健胃药，合荆芥炭、地榆炭祛风止血；炒艾叶、阿胶温经止血；烧乌梅酸涩、温肝止血；香附调气疏肝；炮姜、甘草苦甘化阴，入血分而止血。

复诊：上方服二剂后，下血即止，继用《金匮要略》黄土汤加味调理善后，以资巩固。

处方：黑附片30克，白术9克，酒炒生地15克，阿胶9克，黄芩9克，桂枝9克，干姜9克，甘草6克，灶心土30克（如无可用赤石脂30克代之）。

方中灶心土温燥入脾而止血；附片温肾阳，暖脾阳，合白术以复中焦健运，而加强脾统血的功能；炒生地、阿胶、甘草以益阴固血；黄芩苦寒反佐以坚阴，并制术、附燥热之性；加干姜以温中，和术、附以温补脾肾。更重要者在加桂枝以温阳通络而平肝，兼能调和升降，与诸药协同，其止下部出血之效益佳，其意义与本书治"经漏血尿"案中加入本品者相同，此又打破"血家禁桂"之戒。

此方连服三剂血遂止，嘱再服三剂以巩固疗效。追踪观察一年未见复发。

【整理者按】肠风下血一症，症状特点是纯下清血，不杂大便，肛门无肿痛。此症有属于阳明热毒壅滞者，有火热之邪下注于大肠者，有寒湿郁遏阳明气机所致者，亦有饮食劳倦无节而伤及中焦者。本证的发病机理，据《灵枢·百病始生》"阴络伤则血内溢，血内溢则后血"，上述各种因素均可造成阴络伤损而后血。本案所用之方，专为寒湿证设，凡用清热泻火、凉血祛风而不愈者，或病久证转寒湿者，只要辨证精确，用之则效。

又：黄土汤一方，乃治中焦虚寒出血效方，仲景及历代一些医家多用于出血之时。但戴老认为此方脾肾并重，寒温平调，气血两顾，不仅用于出血之时，尤可作为血证后期调理巩固之用。

三、大头瘟

李某，男，40岁。患头面漫肿，耳后尤甚，时流黄水，初经西医诊断为"颜面丹毒"，病至第七日转我所就诊。自诉：心中烦热，咽干，便秘。舌微黄腻，脉洪数。断为湿毒外侵，肺胃郁热所致，治以清热利湿解毒。

处方：僵蚕10克，蝉蜕8克，银花10克，连翘10克，栀子6克，紫草6克，生石膏30克，绿豆10克，黑豆10克，淡竹叶10克，蜂蜜10克，清酒少许。

此方升清降浊，清肺胃郁热，分解毒邪。生石膏清肺胃郁热以消头面之肿，余皆清热泻火、解毒之品。加淡竹叶以清心胃之热，导邪热由小便而出。加蜜、酒为引导，杨栗山在升降散中说："米酒性大热，味辛苦而甘……驱逐邪气，无处不到……且喜其和血养气，伐邪辟恶……是为引。蜂蜜甘平无毒，其性大凉，主治丹毒斑疹……欲其清热润燥，而自散温毒也，故为导。"

二诊：上方服三剂后，肿消大半，耳后黄水已止，继用清热解毒利湿之剂。

处方：生石膏30克，银花10克，紫草10克，赤小豆15克，黑豆10克，绿豆10克，僵蚕10克。

三诊：上方服五剂后，肿势全消，大便畅通，黄腻苔已退，脉转弦细，唯颜面发痒，但无红肿，拟祛风除湿再清余热为治。

处方：生石膏 30 克，知母 10 克，连翘 10 克，淡竹叶 10 克，蝉蜕 6 克，甘草 6 克。

服二剂，颜面发痒全止，渐脱皮屑而愈。

四、斑秃

党某，男，35 岁。病后头部发痒，随即头发成片脱落，已二月余。现头皮发红光亮，痒如虫行，自疑是"麻风"，曾用西药外治未效，来所求治。症见：面色憔悴，精神不振，舌紫，脉细数。此症由于血虚生风，营卫不畅，《医宗金鉴·外科心法要诀》称为"油风"，俗名"鬼剃头"，并指出病因系"由毛孔开张，邪风乘虚袭人，以致风盛血燥，不能荣养毛发"而引起。然以本患者症情观之，不仅营血亏虚，风盛血燥，且气血不足，发失濡养，以致头发脱落。治宜补益气血，养阴润燥，处以下方。

黄芪 30 克，当归 15 克，潞党参 15 克，旱莲草 9 克，元肉 15 克，黑豆 9 克，枸杞子 15 克，桑椹子 15 克，黑芝麻 15 克，侧柏叶 9 克。

外用生姜揉擦脱发处。

方中黄芪一味，为腠理开阖之总司，生用可以鼓舞卫气，通调血脉，开畅经络，与当归、元肉并用，更能补血养心；潞党参补脾胃益肺气，配当归则气血双补；黑豆、枸杞子、旱莲草、桑椹子均有养阴益血、滋补肝肾之功，合用则能生发乌发；侧柏叶养阴凉血而泻肺，皆本前人"治风先治血，血行风自灭"之义；又用黑芝麻滋养润燥。如此组方，则风邪可灭，血燥可润，何患"油风"之不除，秃发之不生。生姜外擦使风邪外散。

服五剂，并用生姜外擦后，头皮发痒渐止。连用 15 剂，一月后发脱之处已逐渐有毛发长出。

【按】斑秃，即"油风"，俗名"鬼剃头"，谓其头发成斑状脱落也，甚者可全部头发脱光。《医宗金鉴·外科心法要诀》治此症之法，系以神应养真丹（羌活、木瓜、天麻、菟丝子、白芍、当归、熟地、川芎）内服以治本，用海艾汤（艾叶、菊花、蔓荆子、藁本、防风、薄荷、荆芥、藿香、甘松）外洗以治标。若年深月久者，还须针砭其光亮处出紫血，毛发庶可复生。这一治法与本例病机相近，特附录以供参考。

五、颐肿二例

例一　热毒发颐。高某，男，10 岁。患发热，两耳垂下肿大，疼痛，西医诊断为腮腺炎，用西药治疗已十余日，请余往诊。症见：张口困难，饮食难下，便秘，舌紫，两脉弦数。脉症合参，系感受风温之毒，热毒壅结于颐部，病在少阳、阳明两经。用

《外科十法》之银花甘草汤加味。

处方：金银花9克，甘草6克，紫草6克，黑豆15克，绿豆15克。

此方乃轻扬之剂，功能清热解毒、凉血养肝，导引热毒外散。

二诊：上方服二剂，热减，肿势大消，疼痛较缓，口已能开。守原方加紫花地丁9克，夏枯草9克，以增强清热解毒、清肝散结之力。服二剂，即痊愈。

此案热结阳经，宜因势利导，给予凉散，不可过用苦寒克伐，以防热毒内陷，致生他变。

例二　寒凝发颐。陈某，女，25岁，归国华侨。住某医院，诊断为腮腺炎，用夏枯草等类药物及青霉素等，久治无效。邀余会诊。症见：患者左耳下虽肿，但皮色不红，触之欠温，不思饮。舌质青滑，脉沉缓。此因肝寒木郁，阴寒之邪凝滞少阳经脉，致成此症。予封髓丹加味。

处方：焦黄柏9克，砂仁6克，甘草6克，吴茱萸6克，肉桂6克。

本方之用，以交通阴阳为目的。黄柏、甘草苦甘化阴，砂仁、甘草辛甘化阳，合以吴茱萸、肉桂温肝、散寒、解凝。如此，则阴阳得以交通，肝胆之气机得以升降。连服二剂，肿势已减。原方再服二剂，病即痊愈。

【按】上述两例颐肿，中医外科称为发颐。病名虽同，但病机各异。前例有发热、便秘、舌紫、脉弦数等热象，断为阳证，故用清解而愈；后例经用清肝及消炎而久治未愈，症见肿处不红、不热、不思饮，舌质青滑，脉沉缓等寒象，断为阴证，用交通阴阳，调和气机升降而愈。通过证候分析病机，采用同病异治，两例均达痊愈目的。

六、茧唇

林某之子，二岁，尚未断乳。发热自汗，上下唇肿痛，下唇肿势特剧，自汗不止，敪肿之状如蚕茧，食乳困难，日夜啼哭，由楚雄来昆就医。先经西医诊断为口腔炎，服西药无效，肿势益甚，始求余诊，此时病已迁延二十余日。诊其脉，濡软无力，舌润。以乳幼小儿罹患此症，体功元气既已不足，此时如忽于固本，妄投清凉消肿之剂，势将促其恶化。考其唇肿之状，名曰"茧唇"。其发热者，虚热也。而自汗亦属卫虚不固，津液外泄，阳越之候。《内经》云，"脾气通于口"，"口唇者，脾之官也"，"脾之荣在唇"，"脾之合肉也，其荣唇也"。《医学心悟》谓是症："唇上起小疱，渐肿渐大如茧，此心脾郁热所致。"《寿世保元》治本症大要云："审本病，察兼证，补脾气，生脾血，则燥自润，火自除，风自息，肿自消。若患者忽略，治者不察，妄用清热消毒之药，或用药线揭去皮，反为翻花败症矣。"唯二书所列施治之方于此症多不可取。细审此症，初起固属心脾郁热，胃浊不降，只因不能及时施治，或过服清凉消炎之剂，日久元气损耗，胆胃浊气上逆，以致病势转甚。当此之际，治疗之法，应标本兼顾，既求补虚而化郁热，又求消肿以止疼痛。因法仲景《金匮》治狐惑一症："其面目乍赤乍黑乍白，蚀于上部则声嗄，甘草泻心汤主之。"

拟方：炙甘草6克，炒黄芩6克，干姜6克，西洋参6克，法半夏9克，川黄连2克，大枣2枚。

此方尤在泾谓为"使中气运而湿热自化"，陈元犀谓"补虚而化湿热"，徐大椿谓"蚀于喉为惑，即热淫于上之意"。病者茧唇，自系热淫于上，然病势至此，已呈虚象。宜补虚化湿热，舍此莫属。方中西洋参补脾肺之虚，并健运中气而化湿热。芩、连泄热，得干姜之温则虽寒而不滞，干姜虽热，得参、草之润而不燥。奇正相倚，并得法半夏之降逆，使芩、连清降之热得以引而下行。故上方服一剂后，患儿即安静不啼，且能入睡。翌日热退汗止，唇肿渐消。

二诊继以养胃阴善后。

处方：金石斛6克，瓜蒌根6克，沙参9克，元参9克，麦冬9克，粳米15克。

连服二剂，唇肿全消，病遂愈。

七、阴寒舌痛二例

例一　李某，男，30 岁。患舌尖疼痛已二月，久治不愈，前医用黄连解毒汤等方未效。邀余诊治。察其舌滑润多津，舌尖不红，口不渴，心不烦，脉沉无力，显系阴证。因舌为心之苗，若属阳证，当见心烦、舌红、咽干、思水、脉数等象。今所见皆属不足之症，而用黄连解毒汤，实"以寒治寒"，徒自耗伤胃气。因据脉症改用"四逆汤"峻扶元阳而收功。

处方：附片 60 克，炙甘草 6 克，干姜 6 克。

服后，舌尖疼痛大减，继服二剂，即愈。

例二　解某，男，三十余岁。患唇口疼痛不能忍。经前医用清热解毒之剂如石膏之类，而疼痛加重，以致一周来因剧痛未能入睡，转余诊治。症见：舌质青，苔滑润多津，脉沉细，无邪火炽盛之象。盖口为脾之窍，唇为脾所荣，其病机在于下焦浊阴太盛，阳不潜藏。阴邪弥漫，寒水侮土，脾土受制，经络不通而反应于口唇，形成本症。治法当以迅速扶阳抑阴，方予四逆白通合方。

处方：川附片 30 克，干姜 6 克，甘草 6 克，葱白 2 茎。

服三剂，疼痛大减，里阳渐回。

二诊：舌青渐退，脉转有力。仍予四逆汤，改川附片为盐附子，剂量加大为60克。

处方：盐附子60克，干姜6克，炙甘草6克。

上方服一剂后，下黑水大便甚多。此系浊阴溃退之佳象，即脾阳渐复之征。

三诊：唇口肿势已消，为巩固疗效，予封髓丹交通阴阳，引火归原。服二剂，病遂平复。

八、口糜

徐某，女，35岁。患口腔糜烂一年余，久治未效，延余诊之。症见：吞咽困难，深以为苦。脉缓，舌苔薄白，不欲饮。证属脾湿胃热，法当清胃祛湿。

处方：升麻6克，生石膏15克，黄柏6克，细辛3克，薄荷6克。

方中升麻升阳散浊邪，为阳明胃经之品，《本经》记载"主解百毒"，《名医别录》称其"治喉痛口疮"，王好古称其能治牙根糜烂恶臭。石膏清肺胃实热，薄荷清浮上升，能解散上焦风热。细辛气味辛香，性升，能宣利上焦诸窍，并能制石膏之寒，石膏得薄荷之佐，清胃经燥热之力更强。黄柏引湿热下出于膀胱，又，"芩、连之苦能化燥，黄柏虽苦不易化燥，而能化湿"。方中升麻、细辛、薄荷性均上升。患者口腔糜烂，病发于上，诸药协同，表里之热皆清，使药效发挥在上。

含漱方：蔷薇花根 15 克，开水浸泡，俟冷，频频含漱。

外治方：吴茱萸 6 克，黄连 3 克。两味药研末醋调，包两足心涌泉穴。

蔷薇花根，苦涩无毒，有除湿热之功。泡水漱口，善治口糜。吴茱萸、黄连为左金丸，既能疏肝清火，又能和胃。二味合用，一热一寒，相互辅翼，上病下取，克奏厥功。

患者内服上方仅一剂，并依法含漱，外包足心涌泉穴，致使年余之口糜，逐渐平复，而未再发。

九、颜面疮疖

熊某，男，30 岁。患颜面疮疖发痒，微痛，有时渗出水液，持续一年多，屡治未愈。视其疮疖呈粉红色，疮形虽肿，但不高突，局部皮肤有溃破点。脉弦细，舌红无苔。此系气血不足，肺经热郁，若纯用清热解毒，不仅无济于事，且徒伤正气。盖疮疖破溃日久，气血已亏，营血不足，不能托毒外出，复加风热相搏，血行受阻，滞于颜面皮下，发为疮疖，遂致日久不愈。目前当予补益气血、活血祛风、清热解毒、散结消肿之剂，用大归汤加味。

处方：黄芪 15 克，当归 9 克，川芎 6 克，防风 9 克，银花 15

克，连翘9克，蒲公英15克，生甘草9克（加酒少许为引）。

大归汤出自《奇方类编》，由当归、黄芪、金银花、甘草组成，主治一切肿毒初起。上方中黄芪、当归补气益血，川芎活血行气，配防风祛风止痛。芪、归、芎、防相配，能使气血旺盛，托毒外出。银花味甘性寒，气味芬芳，既能清透疏表，又能解血分热毒。连翘性凉味苦，轻清上浮，可治上焦诸热，尤能解毒消痈而散结。蒲公英清热解毒，消肿散结，生甘草既能解疮疡肿毒，又能调和诸药。本方加酒畅达气血，助诸药托毒外散。

连服五剂，疮疖渐消，痒痛俱止，溃破之处已结痂。舌红转淡，脉现和缓。为巩固疗效，改予补肺益气、强心生血之剂，用炮姜甘草汤加味。

处方：炮姜15克，生甘草9克，五味子9克，白蜜（每次调入一匙）。

疮疡何以用此？《内经》云："诸痛痒疮，皆属于心。"因心主血而合脉，肺主气而合皮毛，若肺气虚，则治节失权，宗气不足则推动血液循环之机能减退，导致血行不畅则疖肿将有复发之可能。故方中用炮姜温阳而通脉，配甘草苦甘化阴而生血，五味子补心敛肺益气，白蜜润肺补中而解毒。全方相辅为用，补肺益气而畅旺血行；气血流畅，自可免除疮疖再发之虞。故连服五剂后，结痂退尽而愈，迄今未见复发。